피부과 진료 선택 전에 반드시 알아야 할

피부과 사용 설명서

피부과 진료 선택 전에 반드시 알아야 할

피부과 사용 설명서

초판 1쇄 인쇄 2025년 4월 7일
초판 1쇄 발행 2025년 4월 30일

지은이 인승균

발행인 백유미 조영석
발행처 (주)라온아시아
주소 서울특별시 서초구 방배로 180 스파크플러스 3F

등록 2016년 7월 5일 제 2016-000141호
전화 070-7600-8230   **팩스** 070-4754-2473

값 19,500원
ISBN 979-11-6958-193-6   (13510)

라온북은 독자 여러분의 소중한 원고를 기다리고 있습니다. (raonbook@raonasia.co.kr)

전문가 사용법 시리즈 008

피부과 진료 선택 전에 반드시 알아야 할

피부과 사용 설명서

How to use dermatology?

| 인승균 지음 |

★★★★★
누구나 알고 싶은
피부과에 대한
20가지 궁금증

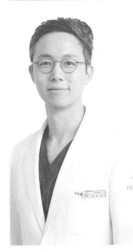

"정말 실력이 있을까?"
"이 피부과는 질환도 치료할까?"
"비싼 돈 내는데 효과는 있을까?"
"이 시술, 저 시술 다양한데 정말 나한테 필요한 시술인가?"
"장비와 가격도 천차만별인데 어떤 기준으로 선택해야 할까?" 등등

피부과 전문의 인승균 원장이 알려주는
피부과 선택 기준과 주요 질환 치료와 관리,
피부 미용 및 시술에 대한 친절하고 명쾌한 솔루션

RAON
BOOK

RAON
BOOK

이제는 피부도 나를 관리하고 브랜딩하는
독창적이고 개성적인 표상이다!

　우리는 피부에 대한 관심이 그 어느 때보다 뜨거운 시대에 살고 있다. 여성들이 삼삼오오 모이면 서로의 피부에 대한 칭찬과 피부에 좋은 화장품, 본인이 받은 피부과 시술, 피부과 병원 소개 등 피부와 관련된 이야기꽃을 피운다. 최근에는 남성들도 본인의 만족이나 피부 개선을 위해 피부과나 피부관리실을 찾아 레이저 치료나 피부관리를 받기도 한다.

　이런 시대적 흐름과 함께 무수히 많은 피부과 병원들이 생겨나고 있으며, 지금도 계속해서 증가하고 있다. 전문의들이 운영하는 피부과 의원도 있고, 일반 의원에서 피부과 진료를 하는 병원과 피부관리실까지 포함하면 그 수를 셀 수 없을 정도다. 사람들은 인터넷 후기나 SNS, 지인들의 추천으로 병원을 선택하고, 블로그나 유튜브를 통해 얻은 정보를 바탕으로 본인이 받고 싶은 시술을 결정하기도 한다.

　이제 피부는 단순히 신체의 외형을 관리하는 차원을 뛰어넘어 나를 브랜딩하는 하나의 지표로 자리 잡게 되었다. 좋은 피부는 자기를 돋보이게 만든다. 현대 사회에서 잘 관리된 피부는 그만큼 자기관리에 충실한 경쟁력을 갖추었음을 드러내는 하나의 표상이 된다.

　나는 몇 달 뒤면 피부과 전문의로서 진료를 시작한 지 20년이 되고, 병원을 운영한 지도 올해로 10년이 된다. 진료실에서 수많은 사람들을 만나고, 매일 수십 명의 피부 질환 환자와 미용 시술을 위해 내원하는 분들을 치료하고 있다. 개원을 하기 전 전공의, 군의관, 임상강사, 봉직의 생활을 포함하면 진료한 환자의 수를 셀 수 없을 정도다. 진료실에서 환자들을 만나 그들의 이야기를 듣고 치료하다 보면, 병원에 오시는 분들의 상황과 치료에 대한 기대감, 피부에 대한 생각이 매우 다양하다는 것을 느끼게 된다. 내원하시는 분들이 본인의 피부 상태와 치료에 대해 잘 이해하고 있는 부분도 있지만, 반대로 잘못 알고 있거나 오해하는 경우도 종종 접하게 된다. 때로는 잘못된 선택으로 적절하지 못한 치료를 받거나, 피부 상태가 오히려 악화되어 내원하기도 하며, 불필요한 치료로 인해 만족감을 느끼지 못하고 시간과 비용을 낭비한 사례도 적지 않다.

　이때 각각의 상황에 대해 진료실에서 설명을 드리려고 애쓰지만, 진료의 여건상 충분히 설명 드리지 못하는 경우가 많다는 것을 실감하게 된다. 그래서 진료실에서 자주 보고 설명하는 질환이나 환자가 묻는 질문들에 대해 정리해야 할 필요성을 느끼게 되었다.

이 책에서는 2025년 현재 대한민국 피부과의 상황과 피부과에서 실제로 어떤 진료가 이루어지고 있는지, 그리고 사람들이 어떤 이유로 피부과를 방문하는지를 간단히 다뤘다. 또한 진료 현장에서 자주 접하는 피부 질환과 미용 시술에 대해 환자들이 빈번하게 묻는 질문을 중심으로 설명하고자 했다.

이를 통해 이 책을 읽는 분들이 피부과를 더 잘 이해하고, 피부 질환이 있거나 미용 목적의 치료를 고민 중인 분들, 그리고 현재 치료를 받고 있는 분들에게 실질적인 도움이 되었으면 좋겠다.

덧붙여, 이 책의 본문 중 병원에서 운영 중인 유튜브 채널에 소개된 내용은 QR 코드로 연결해 두었다. 글로 다 설명하기 어려운 시술 과정이나 시청으로 이해가 더 쉬운 내용을 영상으로 함께 볼 수 있도록 구성했다. 독자들이 더 입체적으로 이해하고 피부과 진료에 친숙함을 느낄 수 있기를 바란다.

송도 휴먼피부과 원장

인 승 균

Contents

- **프롤로그** 이제는 피부도 나를 관리하고 브랜딩하는
  독창적이고 개성적인 표상이다!   004

Chapter.1 피부과에 왜 가시나요?

- 2000년대 이후 시작된 피부 미용 시장   015
- 피부과 전문의가 아니어도 피부과 의사라고 말하는 시대   020
- 피부과 의원, 클리닉, 피부관리샵, 무엇이 다른가?   027
- 피부과의 방문 목적은 다양하다   031
- 자기 관리, 자기 만족을 위한 피부과   036

Chapter.2 어떤 피부과를 가시나요 ?

- 여기는 피부질환도 보시나요?　　　　　043
- 다른 병원에서 호전이 없다가 회복된 사례　　　　　049
- 피부과는 마음도 치료하는 곳　　　　　053
- 외모 콤플렉스를 치료해드립니다　　　　　056

Chapter.3 피부병을 고쳐드립니다

- 만성 피부질환 (1) 아토피 피부염　　　　　065
- 만성 피부질환 (2) 건선　　　　　071
- 만성 피부질환 (3) 백반증　　　　　076
- 밤새 가려워서 한숨도 못 잤어요. 두드러기　　　　　081
- 많이 알려진 대상포진, 그 진실과 거짓　　　　　086
- 지긋지긋한 사마귀　　　　　092
- 피부암, 점 모양이 이상한데 괜찮은가요?　　　　　096
- 주사피부염? 그게 뭐예요?　　　　　102
- 안드로겐성 탈모 치료의 전문가 피부과 의사　　　　　107
- 병원에서 만나는 탈모 질환　　　　　116

Chapter.4 피부과, 무엇이든 물어보세요

• 좋은 피부란?   125

• 피부에 좋은 습관, 피부에 안 좋은 습관   129

• 피부 노화를 늦추는 법   136

• 나는 어떤 시술을 하면 좋을까요? 정답은 고객에게 있다   142

• 당신의 피부 타입은 무엇인가요?   147

• 같은 시술, 다른 가격? 편의점 커피냐 스타벅스냐, 그것이 문제로다   151

• 피부과 장비도 진품과 복제품에 차이가 있나요?   155

• 피부과 의사는 어떤 피부과 시술을 받고 있을까?   159

• 피부과 의사가 생각하는 가성비 높은 시술, 낮은 시술   164

• 여드름의 주요 원인과 치료법   170

• 병원에서 받는 여드름 관리와 치료, 무엇이 다를까?   175

• 눈 주위에 좁쌀 같은 게 있어요 : 비립종, 한관종, 사마귀   180

• 쉽지 않은 기미 치료, 꾸준히 도전하기   184

• 자외선 차단제, 왜, 어떻게, 얼마나 발라야 하나?   189

• 보톡스, 필러에 대한 선입견   194

• 스킨부스터? 리쥬란? 쥬베룩? 엑소좀? 콜라겐 주사?   201

• 넓어진 모공, 도자기처럼 회복되고 싶어요   207

• 레이저 제모, 어디까지 가능한가?   212

• 개인 휴대용 미용기기, 효과가 있나요?   216

• 처지는 얼굴, 피부의 탄력을 회복시켜 드립니다   220

• **에필로그** 겸손으로, 감사함으로   226

• **참고문헌**   230

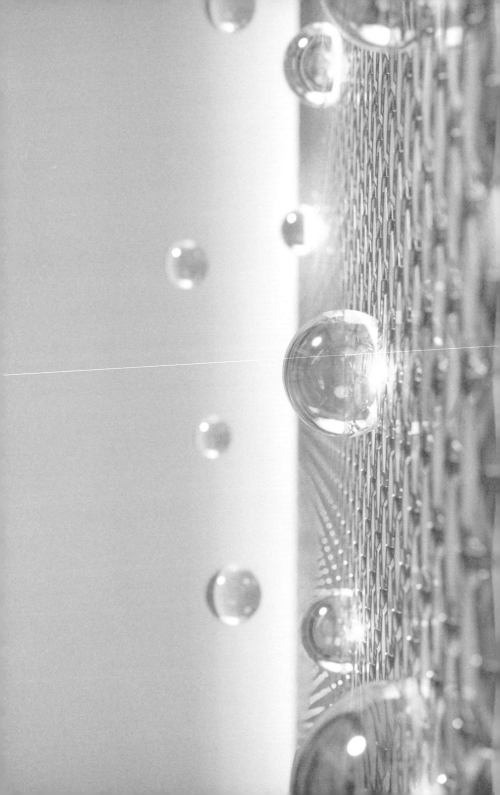

Chapter.1

피부과에
왜
가시나요?

2000년대 이후 시작된
피부 미용 시장

$$\boxed{1}$$

어릴 때 피부과를 방문했던 기억이 난다. 허벅지 쪽에 발진이 있어 방문했었는데 진료실에서 의사 선생님께서 가렵고 붉은 피부 상태를 한 번 쭉 훑어 보시더니 연고를 바르라고 하셨고 접수에서 연고를 받고(의약 분업 전이라서 병원에서 곧바로 약을 받을 수 있었다) 그날의 진료는 끝이 났다.

알레르기성 비염 때문에 이비인후과는 자주 가 봤지만 피부과를 방문한 기억은 그때가 전부인 것 같다. 그리고 그러한 진료의 양상이 과거 피부과의 모습이었다.

과거의 피부과는 내과나 소아과 이비인후과처럼 질환이 있어야 방문하는 곳이었다. 그래서 피부과에서는 아토피, 건선, 백반증처럼 유병율이 높은 질환부터 무좀, 두드러기, 접촉피부염처럼 흔한 질환을 많이 봤고, 경구약과 연고의 효과가 좋은 각 지역의 유명한 피부과가 있었다. 의약 분업이 되기 전, 전국 단위로 유명한 피부과에서는 조제실에서 쉴 새 없이 연고를 만들었고 진료실에서는 원장님이 이 환자에게는 "1번 연고!", 저 환자에게는 "2번 연고!"와 같은 식으로 처방을 내셨다고 한다.

그런데 지금의 피부과는 예전과 완전히 달라졌다.

예전과 같이 여전히 피부질환 진료를 보지만 피부미용(cosmetic dermatology)이라는 새로운 영역이 발생하면서 피부과 진료의 패러다임이 바뀌었다.

피부 미용 영역은 치료용 레이저 기술의 발전, 피부 관리 치료의 등장, 보톡스, 필러와 같은 비침습적 시술의 발전에 따라 확고히 자리 잡았다. 경제 수준이 발전하면서 먹고 사는 것에 대한 고민을 떠나 미용에 대한 관심이 높아졌고, 외모를 개선하거나 유지하려는 수요가 급격히 늘어났다. 또한 현대 사회에서 젊고 건강한 외모를 유지하는 것이 중요한 가치로 자리 잡으며 이를 가능하게 하는 시술들이 피부과에서 제공되기 시작한 것도 피부 미용 시장의 발전에 기여했다.

레이저를 사용한 미용치료의 시작은 CO_2 레이저의 도입부터라고 생각한다. 한국에서는 1990년대 후반부터 피부과에서 사용되기 시작했고 현재는 가장 저렴한 레이저 중 하나지만 그 당시에는 상당히 고가의 레이저였다. CO_2 레이저를 사용하여 점, 사마귀, 검버섯 등을 제거할 수 있고 지금도 새로운 레이저가 아무리 많이 도입되었다고 하더라도 피부과 의원에서 가장 많이 사용되는 레이저 중 하나다. 또한 1990년대 이지함 피부과 등에서 피부과 의사에 의한 전문적인 피부관리 개념이 도입되어 단순한 피부 질환 치료에서 벗어나 환자의 피부 전반적인 건강과 미용을 고려하는 통합 치료가 시작되었다.

그 이후 다양한 레이저들이 개발되면서 혈관치료, 문신제거, 제모, 주름, 모공, 흉터 등의 치료에 사용하게 되면서 피부과 레이저 치료는 점점 확대되었다. 여기에 더해 보톡스, 필러 시술이 더해지면서 피부 미용 치료의 범위는 현재와 같은 모습을 갖추게 되었다.

▌피부과 의원에서 기업형 피부과로의 변화

기존에 의료보험 진료만 보는 피부과에서 피부 미용치료가 시작되자 피부관리와 레이저 치료를 위한 공간이 필요하게 되었다. 따라서 소규모로 운영되던 피부과 의원들이 점점 대형화되기 시작했고 일부 피부과 의원들은 체인화되어 전국적으로 지점을 늘려나가고 경쟁하기 시작했다. 또한 피부 미용치료의 쉬운 접근성과 의료보험의 저수가가 맞물려 피부과 전문의가 독점하던 피부 치료를 다른 과 전문의들과 일반 의사들도 시작하게 되었다.

2025년 현재 피부를 진료하고 치료하는 병원은 크게 피부과 전문의 병원과 비전문의 시장으로 구분할 수도 있고 대형 체인형 네트워크 병원과 개인의원으로도 구분할 수 있으며, 미용 시술만을 전문으로 하는 병원과 그렇지 않은 병원 등으로 분류할 수 있다. 인터넷, SNS와 같은 디지털 플랫폼 내에서도 무수히 많은 병원들이 사람들에게 검색되기 위해 경쟁하고 있다.

▌미용 비즈니스로의 전환이 가져온 장단점

 피부 미용 시장이 확대되면서 피부과의 사업 영역은 더욱 커졌고, 전 세계 어느 나라보다 발전된 피부 미용 치료가 우리 나라에서 이루어지고 있다. 그 결과 한국의 피부과 의사들은 해외 학외에서 새로운 치료법을 발표하고 다른 나라의 의사들에게 교육을 해주는 등 활발한 활동을 하고 있다. 또한 피부과와 관련 있는 화장품 사업이나 레이저 산업, 피부 미용 관광 산업도 같이 성장하게 되었다.

 하지만 피부과 의사들이 수익성이 높은 피부 미용 치료에 집중하게 되면서 상대적으로 피부 질환 치료는 비중이 낮아지게 되었다. 같은 시간과 노력 대비 더 큰 수익을 얻을 수 있는 쪽을 선택하는 것은 자연스러울 수밖에 없다. 하지만 피부 질환을 보는 피부과 의원이 줄어들면서 피부 질환으로 고통받는 환자들은 대기 시간이 길어지거나 원하는 시간에 진료를 보는 것이 어려워지고 있는 것이 현실이다.

 피부과가 미용 비즈니스로 변모한 현상은 경제적 논리를 통해 볼 때 앞으로도 지속될 것으로 보인다. 의료보험 수가가 현실화되지 않는다면 피부과 질환 진료를 보는 병원은 더욱 줄어들 가능성도 있다. 하지만 피부 미용 시장이 커질수록 경쟁 또한 심화될 것이고 지금과 달리 수익성이 떨어질 수도 있다. 오히려 피부 질환 분야에서 좋은 의료 서비스를 제공하는 병원의 경쟁력이 높아질 수 있다고 생각한다.

　피부 질환만 보던 피부과에서 피부 미용의 영역이 더해지고 오히려 최근에는 피부 미용만 보는 피부과가 늘어나는 현실이지만, 난 이러한 피부과의 모습이 정상적으로 느껴지지 않는다. 피부 질환으로 고생하고 있는 환자들도 좋은 의료 서비스를 제공받으며 미용과 질환 치료가 균형감 있게 이루어지는 피부과 병원을 꿈꾼다.

피부과 전문의가 아니어도
피부과 의사라고 말하는 시대

2

나는 자주 네이버 검색창에 '송도 피부과'를 입력한다. 우리 병원 홈페이지에 들어가 방문자들의 리뷰를 확인하기도 하지만, 그보다 네이버 플레이스라는 지도 서비스에서 몇 위에 위치하고 있는지 확인하기 위해서다. 예전에는 송도에 피부과 병원이 많지 않아 크게 신경 쓰지 않았지만, 송도 인구가 늘고 신규 병원이 증가하면서 경쟁이 치열해졌기 때문이다. 네이버 플레이스에서 상위에 노출되는 것은 업종을 불문하고 매우 치열한 경쟁이 벌어지는 분야로, 검색 결과에서 상위에 위치해야 고객들이 더 빠르고 쉽게 인식할 수 있다. 모든 사업주는 상위에 노출되기를 바란다.

나는 개원 후 8~9년 동안 네이버 플레이스를 자주 검색하지 않았다. 항상 최상단에 우리 병원이 위치하고 있었기 때문이다.

다른 병원들이 인력을 투입하고 비용을 들여 플레이스 상위 노출을 위해 노력한다는 이야기를 들었지만, 크게 신경 쓰지 않았다.

그런데 최근 상황이 달라졌다. 우리 병원이 2위, 3위로 점점 내려가더니, 이제는 첫 화면이 아니라 다음 페이지로 넘어가는 일까지 발생했다. 비록 병원 수익에는 큰 영향을 미치지 않았지만, 자존심의 문제로 느낀 나는 전문가들에게 어떻게 대처해야 할지 상담을 받았다. 그러나 내 주위의 모든 전문가들은 인위적으로 노출과 순위를 끌어올리는 것의 한계와 위험성에 대해 언급하며, 기다리면 다시 회복될 것이라는 조언을 해주었다. 다행히도 그들의 말처럼 순위는 원래대로 회복되었다.

그렇다면 왜 예전에는 신경 쓰지 않던 네이버 플레이스 순위에 고민하게 되었을까? 상황이 달라졌기 때문이다. 너무나 많은 병원이 생겼고, 피부과 전문의가 아닌 의사들이 마치 피부과 의원처럼 진료를 보기 시작했다. '송도 피부과'를 검색하면 한 화면에 6개의 병원이 노출되며, 총 5페이지로 구성된 결과를 보면 약 30개의 의원이 보인다. 그런데 그중에서 피부과 전문의가 근무하는 병원은 7개에 불과하다. 30개 중 7개라는 비율이다. 나머지 23개 의원 중에는 가정의학과 전문의나 성형외과 전문의가 있는 병원도 있지만, 대부분은 전문의 표시가 없으며, 아마도 일반의가 운영하는 곳일 것이다. 앞으로 의대 정원이 확대되면 이 문제는 더욱 심화될 수 있는데, 많은 의사들이 전문의 과정을 거치지 않거나, 전공의 과정을 거쳐도 중도에 퇴사하거나, 전문의가 되어도 전공과로 개원하지 않고 있다. 그중 많은 수가 피부미용 시술을 하는 의원에 취직하거나 개원하고 있다.

요즘은 예전보다 많이 알려지긴 했지만, 여전히 많은 사람들은 피부과 전문의가 있는 병원과 그렇지 않은 병원을 잘 구별하지 못한다. 간판을 보면 더욱 혼란스러울 수 있는데, '피부과'라고 표기된 곳은 모두 피부과 전문의가 있는 병원이라고 생각하기 때문이다. 하지만 자세히 보면 '진료과목'이라는 문구를 발견할 수 있다. 만약 '피부과' 앞에 이 단어가 있다면, 그 병원은 전문의가 없는 곳이거나 타과 전문의가 근무하는 병원일 가능성이 높다. 〈의료법 시행규칙〉 제42조에 따르면, 전문의 자격이 없는 사람이 간판에 진료과목을 표시하려는 경우, 진료과목을 표시하는 글자의 크기를 병원 명칭을 표시하는 글자 크기의 절반 이하로 적어야 한다. 예를 들어, '홍길동 의원 진료과목 피부과'와 같은 형태다. 그러나 일부 병원들은 이 규정을 지키지 않기도 하며, 진료과목에는 조명을 켜지 않게 하는 등 피부과 전문의 병원처럼 보이려는 노력을 하고 있다.

병의원 명칭 구별법

전문의가 있는 경우	전문의가 없는 경우
OO 피부과 의원	OO 의원 진료과목: 피부과

그렇다면 왜 수많은 진료 과목 중 유독 피부과에 전문의가 아

닌 사람들이 관심을 가지고 개원하려 하는 것일까?

첫 번째 이유는 쉽게 돈을 벌 수 있다고 생각하기 때문이다. 피부 미용 시술은 비급여 진료에 해당하기 때문에 보험 진료보다 수익을 얻기 용이하며, 레이저와 같은 치료 장비만 갖추고 있으면 충분히 시작할 수 있다고 생각하기 때문이다.

두 번째 이유는 피부과 치료가 어렵지 않다고 생각하기 때문이다. 예를 들어, 안과의 경우 전공의 과정을 거치지 않으면 진단 장비 사용부터 치료까지 배우기 어렵고, 성형외과는 수술이라는 특성상 배우고 익히는 시간이 오래 걸리며, 수술의 합병증 또한 클 수 있어 쉽게 접근할 수 없다. 반면 피부과는 의료 장비에 의존하는 경우가 많아, 장비만 구입하고 기본적인 사용법만 익히면 바로 시작할 수 있고, 가이드라인 내에서 치료한다면 부작용도 많이 발생하지 않아 시작하는 것에 대한 두려움이 적을 수 있다.

세 번째 이유는 피부미용에 대한 폭발적인 수요가 피부과 개원을 유도하고 있기 때문이다. 앞서 언급한 쉽게 돈을 벌 수 있다는 생각과 중복될 수 있는데, 전문의가 되지 않아도, 피부과에 대해 깊이 알지 못해도 개원하면 사람들이 찾아오기 때문이다. 최근 들어 일부 병원이 경영 악화로 문을 닫는 경우도 있지만, 병원의 숫자는 계속 증가하고 있으며, 사람들은 여전히 그 병원들을 유지시킬 정도로 방문하고 있다. 한국은 전 세계에서 피부미용 분야 중 최고 수준의 서비스를 제공하는 나라로, 국내를 넘어 수많은 외국인들이 피부 미용 치료를 받기 위해 한국을 방문하고 있다. 이러한 수요를 고려할 때 피부과 개원은 계속될 것으로 보인다.

그렇다면 피부과 전문의는 무엇이 다른가? 정말 더 실력이 있는가?

이를 설명하기 위해서는 전문의가 되는 과정을 이해해야 한다. 의대를 마치고 의사 국가고시에 합격하면 의사 면허를 취득하게 되며, 이를 통해 의사로 활동할 수 있다. 의사 면허가 있으면 의원을 개원할 수도 있고, 어느 병원에나 취직할 수 있다. 피부과 진료 뿐만 아니라 어떤 수술을 해도 법적으로 문제가 없다. 그러나 실제로 그렇게 하기 어렵다. 의료 분야는 지식이 있다고 해도 경험이 없으면 임상에서 그 지식을 활용할 수 없기 때문이다. 심지어 의사 면허를 받은 직후의 의사들은 의대 시절 전공의와 교수님 옆에서 실습한 것이 전부이기 때문에, 환자에게 어떻게 질문하고 대화하는지에 대한 방법조차 배워야 한다.

그래서 대부분의 의사들은 대학병원 인턴 과정을 1년 거친 후 각자의 전공 분야를 찾아 전공의 생활을 시작한다. 특정 과목을 제외하고 대부분 4년간의 전공의 과정을 밟는다. 의대 6년 중 본과라고 불리는 의학과 4년 동안 배운 지식만큼, 각자의 전공 분야에서 수련을 받는 것이다. 피부과의 경우, 수많은 질환을 공부하고, 교수님 밑에서 검사를 하고, 다양한 시술을 배우며 현미경을 보고 외래 및 입원 환자를 진료하고 논문을 작성한다. 전문의 시험은 엄청난 분량의 전공 관련 내용을 암기해야 합격할 수 있다. 20세에 의대에 입학하여 중간에 유급 없이 쉼 없이 학업을 이어가면, 31세에 피부과 전문의 자격을 얻을 수 있다.

반면 피부과 전문의가 아닌 의사들, 즉 일반의(GP라고도 부름) 는 의대를 졸업하거나 인턴을 마친 후 바로 취직하여 기계 사용법을 선임자나 대표 원장에게 교육받고, 곧바로 시술을 시작하게 된다. 피부에 대한 기본적인 지식이 없어도 치료는 가능하지만, 레이저 장비의 치료 원리나 적용을 모르는 상태에서 장비를 사용하는 경우가 많다.

이로부터 알 수 있는 피부과 전문의와 일반 의사의 차이점은 **첫째, 피부에 대한 지식의 차이다.** 특히, 일반의는 피부 질환을 잘 알지 못한다. 피부미용을 받는 환자가 피부 질환을 물어보거나 처방을 요청할 경우, 정확히 진단하고 치료하지 못하는 경우가 많을 수밖에 없다. 예를 들어, 피부암의 초기 병변을 점이라고 생각하여 레이저로 제거하는 경우도 있다.

둘째, 성실함의 차이가 있다. 피부과 전문의가 되었다는 것은 의대생 시절부터 기본적인 성실함을 가지고 있었음을 의미한다. 4년간의 전공의 과정을 완수했다는 사실이 전문의 자격증으로 증명된다.

피부 질환에 대한 실력은 피부과 전문의가 당연히 월등할 수밖에 없지만, 피부미용 분야에서는 어떨까? 이 부분은 명확히 말하기 어렵다. 피부미용의 경우 경험이 중요한 변수로 작용하기 때문에, 전문의 자격증이 없어도 많은 고객을 대상으로 시술한 사람이라면 실력이 좋아질 수 있다. 아무리 지식이 많아도 100

명을 치료한 사람보다 1,000명을 치료한 사람이 더욱 능숙할 수 있기 때문이다. 그러나 한 사람을 치료하더라도 질환을 정확히 알고 치료하는 것과, 고민 없이 경험적으로 치료하는 것은 다른 이야기일 수 있다. 따라서 피부과 전문의가 무조건 미용 시술을 잘한다고 단정할 수는 없지만 피부를 알고 치료한다는 점에서 차별점이 있다. 그 결과 시술을 받는 분들의 피부 상태에 맞는 적절한 치료를 선택할 수 있고 그것 때문에 부작용의 확률을 더욱 낮출 수 있다.

피부과 전문의로서, 우리의 전문 분야를 타과 전문의나 자격증이 없는 사람들이 다루는 현 상황은 유쾌하지 않다. 그러나 피부과 영역의 전문가로서, 피부 질환과 미용 치료 모든 분야에 대한 끊임없는 공부와 탁월한 술기를 위한 노력이 필요하다. 그래야 피부과 전문의만의 차별성이 생기고, 그 차별성을 인정받을 수 있다고 생각한다.

피부과 의원, 클리닉, 피부관리샵, 무엇이 다른가?

3

사람들이 살고 있는 곳 어디를 가든 간판에 피부라는 단어를 쉽게 접하게 된다. 그 중에는 피부과 전문의가 있는 피부과 의원이 있고, 진료과목(작게 적혀 있다)이 피부과인 의원(클리닉이라고 불린다), 피부와 체형관리를 하는 에스테틱과 같은 피부관리샵이 있다. 현재 대한민국 국민의 경제적인 풍요와 외모, 특히 좋은 피부에 대한 관심으로 인해 이렇게 피부 미용업의 과도한 공급으로 이어지고 있다고 생각한다.

이유가 어찌되었든 피부과 의원과 피부클리닉(진료과목 피부과), 피부관리샵에는 어떤 특징과 차이가 있는지 알아보도록 하자.

피부과 의원

피부과 의원은 피부과 전문의가 있는 곳으로 피부 질환 및 미용 시술을 전문적으로 다루는 의료기관이다. 피부과 전문의는 의대 졸업 후 인턴 1년, 레지던트 4년을 거쳐 전문의 자격증을 취득한 의사로, 최소 10년 이상의 교육과 훈련을 필요로 한다. 내 경우는 의대와 인턴, 레지던트 11년에 군의관 39개월, 대학병원 전임의(펠로우)2년을 거쳐서 피부과 의원으로 나왔다. 피부과 의원에서 봉직의사로 처음 진료를 볼 때까지 의대부터 시작하면 16년이 걸린 것이다.

피부과 의원에서는 아토피 피부염 같은 습진, 건선, 백반증, 사마귀, 피부암 등 다양한 피부 질환을 치료함과 동시에 다양한 레이저 치료와 함께 보톡스, 필러 등의 미용 치료를 시행한다.

타 기관 대비 피부과 의원의 장점은 정확한 진단과 치료가 가능하며, 피부 질환뿐 아니라 미용 시술도 안전하게 받을 수 있다는 것이다. 복잡한 질병이나 상태일수록 전문가의 지식과 경험이 큰 도움이 되기 때문이다.

하지만 단점도 있는데, 보통 일반의들이 진료하는 피부클리닉보다 상대적으로 비용이 비싸다는 것이고, 최근 피부 질환을 보는 병원이 줄어들면서 대기 시간이 길어질 수 있다.

▌피부 클리닉 (진료과목 피부과)

이런 병원을 보통 GP 클리닉이라고 하는데, 여기서 GP는 'General Practitioner'의 약어로, 일반 의사를 뜻한다. 일반의는 기본적인 의료 지식은 갖추고 있지만 피부과에 대한 전문적 교육은 받지 않았다. 보통 의대 졸업 후 바로 취직을 하는 경우도 있고, 인턴을 마치거나 또는 다른 과 레지던트를 하는 도중, 또는 타과 전문의가 진료과목 피부과로 개원하거나 그러한 병원에서 일하는 모든 경우를 포함한다.

이런 피부 클리닉에서는 경미한 피부 질환 진료는 가능하지만, 대부분 이런 GP 클리닉의 목적은 피부 미용 치료이기 때문에, 피부과 의원에서 하는 모든 미용 시술을 시행하고 있다.

장점은 피부 치료를 받고자 하는 분들에게 선택의 다양성을 제공할 수 있고 보통 피부과 의원과 비교할 때 가격이 저렴하다는 것이다.

단점은 전문성 부족으로 인해서 잘못된 진단과 치료를 할 확률이 높으며, 특히 복잡한 피부 질환의 경우에 그럴 가능성이 커진다.

피부 관리샵

피부 관리샵은 주로 미용 목적의 피부 관리 및 체형 관리를 제공하는 곳으로, 비의료기관이다. 피부 관리사들이 근무하며 의사와 달리 피부 질환을 치료할 권한이 없고, 피부의 미용적인 상태를 개선하는 데 목적이 있다. 이곳에서는 여드름, 미백 등을 위한 피부 관리나 경락 등의 마사지를 통해 피부 톤 개선이나 안티에이징을 도울 수 있고, 의료 행위가 아닌 관리 서비스를 제공한다.

장점은 병원에서 하는 치료나 관리보다 가격이 저렴해서, 특히 질환이 없는 피부를 관리하는 차원에서는 가성비가 높을 수 있다.

단점은 피부 관리샵에서는 의료적 치료가 불가능하다는 점이다. 그래서 관리 고객에게 피부 질환이 있는 경우에는 병원으로 의뢰를 해서 치료를 받게 해야 한다.

선택은 고객들 본인의 몫이다. 나는 피부과 전문의이기 때문에 피부과 의원에서만 근무했고, 내 입장에 우선해서 얘기할 수밖에 없는 한계가 있다.

내가 치료하고 관리하는 고객의 경우 피부 관리샵에서 정기적으로 관리를 받으면서 중요한 치료는 우리 병원에서 받는 분도 있고, 어떤 분은 간단한 레이저 치료(레이저 토닝과 같은)는 가격이 저렴한 GP 클리닉에서 받고, 1년에 한 번씩 하는 고가의 치료는 내게 받는 분들도 있다. 그런 분들을 볼 때 우리 병원에서 모든 치료를 받지 않는다고 서운해하지 않는다. 오히려 그분들에게 현명하게 잘 선택하신다고 말씀을 드리기도 한다.

간혹 피부클리닉에서 잘못된 진단에 이어 잘못된 치료를 받고 오는 경우도 있지만, 그런 경우에는 오히려 내가 도움을 드릴 수 있는 순간이기에 감사하다. 내 역할은 나에게 찾아오는 피부 질환 환자나 미용 치료 고객이나 모두에게 최선의 서비스를 제공하는 것이고, 회복과 개선을 위한 좋은 가이드 역할을 하는 것이다.

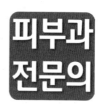

피부과 전문의 마크
(빨간 바탕에 흰 글씨)

피부과의 방문 목적은
다양하다

4

시대의 변화에 따라 피부과의 모습이 달라진 것처럼 피부과에 방문하는 사람들은 각자 다양한 목적을 가지고 있다.

피부 질환 치료

피부과는 피부 질환 환자를 치료하는 곳이다.

최근 피부질환을 전문으로 보는 피부과 의원이 줄어들고 있지만, 사람들이 피부과를 생각할 때 가장 먼저 떠오르는 목적이 바로 피부 질환의 치료이다. 피부병은 대부분 생명에 영향을 주지 않는 질환이라서 대수롭지 않게 생각할 수도 있다. 하지만 우리가 모기에 몇 군데 물려도 가려움 때문에 일상 생활에 불편함을 느끼는 것처럼 피부병은 삶의 질에 큰 영향을 끼친다.

건선, 아토피 피부염, 백반증과 같은 만성 난치성 질환부터 무좀, 알레르기성 피부염, 두드러기, 대상포진, 사마귀처럼 일상적으로 흔하게 접하는 각종 피부 질환 치료를 위해서 피부과를 방문한다.

⑴ 만성 난치성 질환

건선, 백반증과 같은 치료는 유병율이 높은 만성 질환으로 진단을 받으면 지속적인 치료가 필요하다. 특히 두 질환 모두 자외선 치료와 엑시머 레이저가 치료로 사용되고 있는데 일주일에 1~2회 정도 병원에 방문하면서 지속적으로 치료를 받는다.

아토피 피부염은 계절적으로 호전과 악화가 반복되며 생활 습관의 영향도 받는 만성 습진성 질환이다. 아토피 피부염 환자들은 증상이 심한 시기에 약 처방을 받기 위해 내원하고 보습제를 구입하거나 자외선 치료 또는 안면 아토피의 피부 관리를 위해서 병원을 방문한다.

⑵ 단순 피부 질환

우리가 일상 생활에서 흔히 볼 수 있는 다양한 피부 질환으로 피부과를 방문한다. 알레르기성 접촉 피부염이나 두드러기와 같은 알레르기성 질환부터 여름철에 흔히 보는 무좀과 같은 진균성 감염으로 병원을 찾는다. 일반 대중에게 많이 알려진 단순포진이나 대상포진, 사마귀와 같은 바이러스성 피부질환을 치료하기 위해서도 내원한다.

(3) 피부암

피부과 의원에서는 피부암 의심 병변을 발견하고 조직검사를 시행할 수 있다. 몸 속에 생기는 다른 암에 비해 피부암은 조기에 발견하기 쉽기 때문에 환자가 검사를 원해서 병원에 방문하는 경우도 있고, 진료 중에 의사의 권유로 조직검사를 시행하는 경우도 있다. 조직검사 결과 피부암으로 진단 받으면 절제 수술을 위해 대학 병원으로 의뢰하며, 흑색종을 제외한 대부분의 피부암은 간단한 절제 수술로 치료가 종료된다.

미용 시술

최근 피부 미용에 대한 관심이 커지면서 다양한 피부 미용 치료를 위해 피부과에 방문한다.

(1) 여드름

피부과에 방문하는 청소년들의 가장 큰 원인 중 하나이며 최근 초등학생 여드름 환자의 내원도 늘어났다. 여드름은 더이상 청춘의 표상이 아니다. 여드름으로 인한 심한 염증과 홍반 때문에 영구적인 흉터를 만들 수도 있고, 청소년들은 심리적으로도 스트레스가 악화되며 외모적인 자신감 저하와 우울증을 유발할 수도 있다.

(2) 색소

수많은 여성들이 피부과에 방문하는 목적은 피부가 밝아지기 위해서다. 기미, 흑자, 주근깨와 같은 갈색 색소의 치료와 점 제거를 위해서 병원에 방문한다. 색소 치료는 단기간에 끝나기도 하지만 기미와 같은 난치성 색소는 수년 이상 지속적인 치료가 필요하다.

(3) 탄력

최근 많은 사람들이 얼굴의 탄력을 높이기 위해서 피부과에 방문한다. 대부분 피부가 처진 것에 대한 고민을 갖고 있는데, 노화의 과정이 탄력이 떨어지는 방향으로 진행되기 때문이다. 콜라겐, 엘라스틴의 감소, 피부 보습력 저하, 볼륨 감소, 주름 등 탄력이 떨어질 수 있는 원인에 대한 분석 후에 다양한 치료를 시작할 수 있다.

(4) 탈모

모발도 피부의 한 영역이기 때문에 피부과는 다양한 탈모 질환을 진료하고 치료한다. 탈모는 피부질환인 경우도 있고 미용 분야일 수도 있는데, 예를 들어 원형 탈모의 경우 자가 면역 기전에 의해서 발생하는 질환으로 부신피질 호르몬제의 도포, 주사, 복용 등으로 치료한다. 반면에 남성형 탈모, 여성형 탈모는 건강에 영향을 끼치지 않는 미용적인 문제로 의료 보험 적용을 받지 못하는 질환이다. 이러한 탈모는 경구약, 피부 외용제 치료와 함께 주사 치료, 레이저 치료 등 다양한 치료를 통해 개선시킬 수 있다.

자기 관리

자기 관리의 영역이 단순히 운동이나 식단에 국한되지 않고 외적인 건강과 아름다움, 특히 피부 관리로 확장되고 있다. 피부과에 정기적으로 오시는 분들 중 많은 수가 피부를 관리하는 것을 단순한 미용 이상의 건강관리로 인식하고 있다.

피부 관리를 단순히 외모 개선을 넘어 자기 자신에 대한 투자로 인식하고 심리적 안정과 만족감을 주는 역할로 받아들이고 있으며, 자기 관리를 통해 자존감 향상과 나를 더 아끼고 돌보는 느낌을 갖게 된다.

이러한 목적으로 피부과 병원을 방문하시는 분들은 특별한 피부의 트러블이나 고민거리가 해결된 후에도 꾸준히 정기적으로 병원에 방문하며 지속적인 관리를 받는다. 그런 분들은 1~2주에 한 번 바쁜 일상의 스케줄 가운데 특별히 시간을 할애하여 2시간 동안 본인 피부에 투자를 하고 다시 본업으로 돌아간다.

이렇게 다양한 피부과에서 일하다 보면 다양한 목적을 갖고 내원하시는 분들을 만나게 된다. 이분들의 목적에 부합할 수 있는 결과를 만들어 내도록 최선을 다하고 있다. 또한 내원하시는 분들이 미처 인지하지 못하고 발견하지 못했던 피부의 문제들을 찾아내서 알려드리며 해결하는 것도 피부과 전문의의 역할이라고 생각한다.

자기 관리,
자기 만족을 위한 피부과

5

과거에는 피부과가 주로 치료 중심의 병원으로 인식되어 주로 피부 질환으로 고생하는 환자들이 방문하는 곳이었지만, 최근 들어서는 미용과 자기 관리를 위한 공간으로 자리잡아 가고 있다. 이러한 변화는 현대인들이 외모 관리에 점점 더 많은 관심을 기울이게 되면서 나타난 자연스러운 현상으로 보인다.

외모를 가꾸는 것이 예전에는 여성들의 전유물로 여겨졌지만 최근에는 모든 연령대와 성별에 걸쳐 중요한 자기 관리의 요소가 되었다. 피부 또한 외모에서 차지하는 비중이 크기 때문에 피부가 깨끗하지 못하면 제대로 외모를 관리하지 않거나 외모에 관심이 없는 사람처럼 인식되기도 한다. 반대로 피부가 건강하고 깨끗하면 자신감이 상승하고 대인 관계에서도 긍정적인 영향을 미친다. 또한 피부 관리를 통해서 자기 관리를 실천하는 것은 신체적 만족감뿐만 아니라 정신적인 만족감을 제공하여 스트레스 감소에도 기여할 수 있다.

피부과 전문의가 되어 진료를 시작한지 19년이 되었는데, 예전에 비해서 달라진 점은 피부 관리를 받는 남성들의 비율이 높아졌다는 것이다. 보통 결혼한 남성들은 본인은 피부과에 갈 마음이 전혀 없지만 아내에게 끌려 와서 점이나 사마귀 등을 제거하는 것이 일반적이었다. 지금도 제일 빈도가 높고 진료실에서 부부끼리 의견이 맞지 않아 실랑이를 하는 경우도 있다.

하지만 최근 피부 미용에 대한 관심이 높아지면서 젊은 남성들 또한 여성들처럼 혼자 와서 상담을 받고 여드름이나 미백 치료를 위해 레이저나 피부관리를 받는 빈도가 높아졌고, 중년 남성들의 방문 또한 늘어났다. 이것 역시 자기 관리, 자기 만족과 연관이 있는데, 최근 몇 년 사이에 등장한 '그루밍족'이라는 용어가 이것을 설명한다. 그루밍족은 외모나 패션, 피부 관리 등 자신을 가꾸고 관리하는 데 적극적인 남성을 일컫는다. 이것은 스스로를 잘 관리하고 꾸미는 것이 더 이상 여성만의 것이 아니라는 인식을 반영한 표현으로 보인다. 피부과에 방문해서 정기적으로 관리나 치료를 받는 대부분의 남성분들이 그루밍족에 해당되는데, 우리 병원에 오시는 분들 중에서 업무적으로도 탁월하고 깔끔한 외모와 의상, 운동으로 균형적인 몸매를 갖고 있는 남성 고객들을 떠올리게 된다.

이렇듯 피부과 치료와 관리를 통해 자기 만족을 느끼는 것은 남녀노소를 떠나 모두에게 적용할 수 있다. 피부를 관리하고 개선하면서 얻게 되는 성취감과 자기 만족감은 삶의 질 향상으로 이어지게 된다. 이러한 삶의 질 향상은 자존감을 높여 대인 관계나 직장 생활에서도 긍정적인 영향을 미친다.

또한 피부 관리를 하다 보면 피부 건강에 대한 관심을 갖게 돼서 피부 건강과 관련이 높은 평상시의 세안이나 화장품 사용, 충분한 수분 섭취, 규칙적인 운동과 같은 건강한 생활 습관을 형성하는 데에도 기여할 수 있다. 건강한 피부는 신체 건강과 직결된다는 점에서 피부 관리가 단순한 외모 관리가 아니라 전체적인 웰빙과 직결될 수 있는 것이다.

내가 피부과 의사가 되겠다고 선택을 했을 때 피부과의 치료가 이러한 영역까지 넓어질 것이라고 생각을 하지 못했다. 우리나라의 경제적 발전과 피부 미용을 위한 레이저 산업과 치료 방법의 발전이 맞물려 질환 치료의 영역을 넘어 자기 관리를 위한 피부과 치료까지 확대되었다. 현대인에게 피부과 관리는 중요한 자기 투자 방법이자 일상 속의 즐거움이 되고 있다는 것을 부정할 수 없고, 그래서 피부과 의사는 보다 건강하고 만족스러운 삶을 돕는 역할을 제대로 수행해야 한다.

하지만 마지막으로, 이러한 시대적 변화에 더불어 생각해야 할 부분은, 이같은 자기 만족은 끝이 없을 수도 있다는 것이다. 건강한 피부를 위한 자기 관리를 넘어서 다른 사람의 피부와 비교해서 나에게 맞지도 않는 고가의 치료를 하거나, 피부과 의사가 봐도 좋은 피부인데 만족하지 못하는 경우를 진료실에서 많이 접한다. 어떤 영역에서든지 '과유불급'은 금물이다. 지나치지 않아야 한다. 그래서 나는 자기 관리를 위해 피부과에 내원하시는 모든 분들에게 과한 치료를 권해서는 안 되고, 적절한 치료를 통해 개인적인 만족감을 얻도록 최선을 다해야 한다고 생각한다.

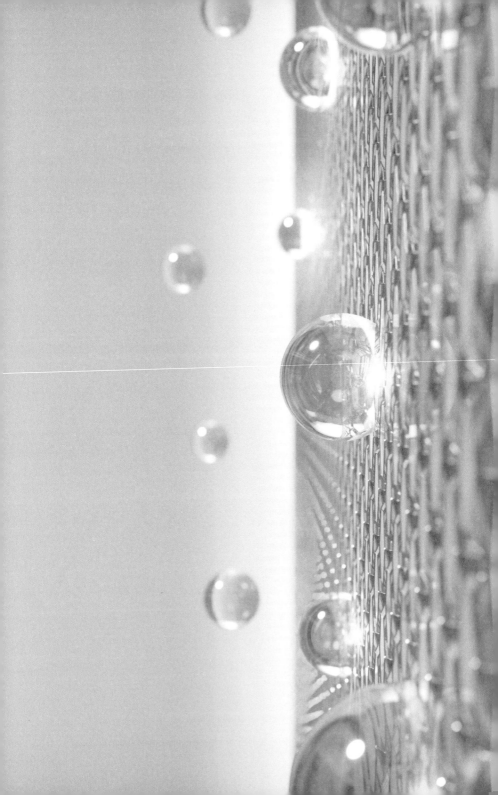

Chapter.2

어떤
피부과를
가시나요?

여기는 피부질환도
보시나요?

1

내 진료실에는 두 개의 문이 마주 보고 있다. 병원을 확장 이전하면서 인테리어 설계를 할 때, 한쪽은 보험 질환을 진료할 수 있는 공간으로 만들고, 중간에는 진료실을, 반대쪽은 미용 진료와 레이저 치료, 피부 관리를 할 수 있는 공간으로 계획했다. 따라서 미용 진료를 받으러 온 고객들 중에는 다른 출입구를 통해 진료실로 들어오기 때문에, 피부 질환 진료가 이루어지고 있다는 사실을 모르는 분들도 있다. 그래서 가끔 미용 진료를 받던 중에 "죄송하지만, 여기는 피부 질환도 진료하시나요?"라는 질문을 받기도 한다. 그럴 때 나는 "당연하죠. 저는 피부과 의사예요. 반대쪽 문으로는 피부 질환 환자들이 오셔서 진료를 받고 가세요"라고 말한다.

대학병원에서 수련을 받는 과정은 대부분 피부 질환에 대한 교육으로 이루어진다. 아주 가벼운 알레르기 증상부터 생명이 위독할 수도 있는 심각한 피부 질환까지, 다양한 피부 질환을 교수님들과 선배 전공의들에게 배우며 논문도 작성한다. 그래서 피부과 전문의가 될 때쯤에는 많은 지식이 머릿속에 축적되고, 이후에는 그 지식을 임상 경험에서 적용해 나간다. 나는 전문의 자격증을 취득한 후 군의관으로 3년, 전임의(펠로우)로 2년, 봉직의 생활을 하면서 정말 다양한 환자들을 만났다.

그렇게 많은 환자를 진료한 결과, 예전보다 실수가 줄어들고 오진의 확률도 낮아졌다. 그런데도 피부 질환은 여전히 어렵다. 진료실에서 자주 듣는 질문 중 하나는 "원인이 무엇인가요?"라는 것이다. 그런데 속 시원하게 대답하지 못하는 경우가 많다. 여러 병원을 거친 환자들에게 오히려 "그 원장님은 원인이 뭐라고 하시던가요?"라고 질문할 때도 있다. 그러면 대부분 "아무런 답도 없으셨어요"라고 대답한다. 그 말은 그 원장님도 원인을 몰랐다는 뜻이다. 이것이 피부과의 특성이다. 피부과 교과서를 보면 너무나 많은 진단명이 있어서, 전공의 1년차 시절 처음 피부과 교과서를 접했을 때 '이렇게 많은 질환을 다 알 수 있을까?'라는 의문이 들었다. 전문의 시험 직전에는 그 많은 내용을 억지로 머릿속에 집어넣고 시험을 치르지만, 실제 진료 현장에서는 수십 년 동안 진료해도 접하지 못하는 질환들이 많아 결국 잊어버리게 된다. 설령 그런 질환을 가진 분들이 오더라도, 그 수많은 피부병 속에서 해당 진단명을 찾아내지 못하는 경우도 많다.

나는 원인을 물어보는 환자나 보호자에게 모르는 것은 솔직하게 말하려고 한다. 그러면서 더 이해하기 쉬운 설명을 하려고 노력한다.

"정확한 진단은 할 수 없지만, 지금 환자분의 증상을 볼 때 알레르기 질환의 범주 안에 속할 가능성이 높아요. 그래서 저는 이 약을 사용해 볼 계획이고, 지금 피부병의 색깔과 증상을 볼 때 1주 후에는 좋아질 것 같아요. 지속되면 다시 한번 병원에 방문해 주세요." 또는 "이 병의 원인은 피부병의 모양만 가지고는 알 수는 없습니다. 하지만 원인을 몰라도 증상을 호전시킬 수 있을 것 같습니다. 이 약을 발라 보시고 경과를 보겠습니다. 만일 어떤 비슷한 상황에서 재발한다면 다시 한번 원인에 대해서 생각해 봐야 할 것 같아요" 이런 식으로 대답을 한다. 모든 피부 질환은 원인을 치료하는 것이 가장 좋지만, 중요한 것은 증상을 완화하는 데 도움을 주는 약을 복용하거나 연고를 발라서 그 시기를 넘기도록 돕는 것이다.

정밀한 검사를 원하시는 환자들도 있다. 하지만 피부 질환의 경우, 혈액 검사를 한다고 해서 원인을 알 수 있는 것은 아니고, 일부 질환에서만 진단에 도움이 될 뿐이다. 보다 정확한 검사는 피부 조직을 채취해 현미경으로 검사하는 조직 검사이지만, 검사 시기와 부위에 따라 진단이 될 수도 있고, 안 될 수도 있다. 게다가 조직 검사는 피부를 특정 도구(펀치)를 사용해 떼어내야 하며, 그 부위를 몇 바늘 꿰매야 하므로 흉터가 남을 수 있어 선뜻 권하기 어렵다. 대학병원에서는 개인 병원에서 진단되지 않거나 치료되지 않은 환자들을 받아 적극적으로 조직 검사를 권할 수 있지만, 개인 피부과 의원에서는 그렇지 않다. 의심되는 진단명이 있다면 그에 맞는 약을 처방하고 경과를 지켜보면서 판단하는 것이 일반적이다.

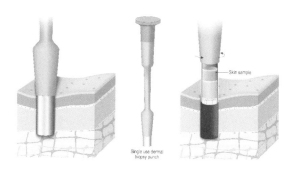

편치를 이용한 피부 조직검사

요즘은 피부 미용을 전문으로 하는 병원은 많지만, 피부 질환을 진료하고 치료하는 피부과는 찾기 어렵다. 피부과 의사로서 씁쓸한 현실이 아닐 수 없다. 의사 개개인의 도덕성을 탓할 수는 없다고 생각한다. 자본주의 사회에서 경제적 이익이 우선시될 수 있기 때문이다. 의사가 도덕성을 갖추고 인술을 베풀어야 한다는 이상은 경제적 논리에 밀려나고 있다. 나 역시 병원의 수익성을 위해 피부 질환과 관련된 보험 진료를 포기해야 할지 고민하게 된다. 같은 시간을 들여 열심히 진료해도 수익성이 너무 낮고, 대부분의 항의와 불만은 보험 진료에서 발생하기 때문에, 피부 질환 진료에 대한 의욕이 점점 사라지는 것이 사실이다.

하지만 피부 질환 진료를 제대로 했을 때는 미용 시술에서 얻을 수 없는 특별한 기쁨과 만족이 있다. 다른 병원에서 치료받지 못하고 여러 곳을 전전하다 온 환자에게 정확한 진단과 적절한 치료를 제공했을 때, 그 자체로 큰 보람을 느낀다. 증상이 많이 호전된 환자가 "치료해 주셔서 감사합니다."라고 말할 때, 하루의 피로가 싹 가시는 기분이 든다. 갑자기 명의가 된 것 같은 자기 만족과 뿌듯함을 피부 질환 진료에서 경험하게 된다.

보험 환자들도 예약제로 하면 안 되느냐고 묻는 경우가 많다. 10년간 병원을 운영하면서 보험 예약제를 몇 년간 시행해봤고, 지금도 예약제를 병행하고 있지만, 장점과 단점이 있다. 예약제를 시행한다는 것은 보험 진료를 많이 보지 않겠다는 의도가 담겨 있을 수도 있다. 예약을 하면 오래 기다리지 않고 진료받을 수 있지만, 갑작스러운 두드러기나 찰과상 같은 응급 상황에서는 예약이 어려워 진료를 보기 힘들다.

미용 시술도 마찬가지이지만, 보험 진료를 보다 보면 매년 경험이 쌓이며 더 정확한 진단과 좋은 치료, 설명을 제공할 수 있다는 생각이 든다. 환자를 안심시키기도 하고, 이상한 소견이 보이면 먼저 알아차릴 수도 있다. 그러나 병원이 발전하고 환자가 많아질수록 내가 모든 환자를 직접 만날 수 없다는 현실을 느끼게 된다. 예전에 진료했던 환자도 다시 만나기 어려운 상황이 생기고 있다. 이러한 고민이 계속 반복되며 끝나지 않고 있다. 보험 진료와 미용 진료 모두에서 좋은 의료 서비스를 제공하고 싶은 욕심과 병원의 경영 상황, 그리고 나의 시간적 한계가 뒤섞여 있다.

그럼에도 불구하고 나는 어떤 상황이 오더라도 피부 질환으로 고생하는 사람들에게 도움이 되는 피부과 전문의가 되고 싶다. 그래서 지금도 성심을 다해 피부 질환 진료를 보고 있으며, 앞으로도 이 자세를 잃지 않을 것이다.

"피부 질환 진료 보시나요?"

"네, 피부 질환도 열심히 진료합니다."

다른 병원에서 호전이 없다가
회복된 사례

$$2$$

사례1)

환자 : "원장님, 제가 여기 얼굴에 이렇게 생겨서 근처 병원에서
처방을 받고 연고를 발랐는데 효과가 없고 오히려 번져서
왔어요."

나 : "바르셨던 연고나 처방 받으신 약 이름이나 사진 찍어 놓으
신 거 있으면 보여주세요"

핸드폰으로 사진을 보니 부신피질호르몬제 연고다. 환자의
증상을 보니 귀 주변부터 시작해서 고리 모양으로 넓어지
고 있었다. 피부과 의사라면 이런 경우에 안면 백선을 의심
하고 KOH 같은 진균 검사를 통해 어렵지 않게 진단을 하게
된다.

사례2)

환자 : "여기 얼굴에 생긴 점이 있는데 다른 병원에서 레이저로 제거를 했는데 재발하고 오히려 조금씩 커져요"

나 : "아, 그래요? 한번 볼까요?"

확대경과 더모스코피(Dermoscopy)를 사용해 그 부위를 본다. 그런데 느낌이 싸하다. 잠시 숨을 고르고, 환자 앞에 있는 모니터를 통해 인터넷에서 비슷한 사진을 찾아서 보여준다.

"환자분, 놀라지 말고 제 얘기 들어보세요. 제가 볼 때는 아무래도 피부암 가능성이 있어요. 그래서 먼저 조직검사를 해봐야 할 것 같아요. 그런데 피부암 결과가 나와도 걱정하지 마세요. 피부암은 확진이 되어도 생명에는 전혀 지장이 없고 제거만 잘 하면 문제가 없거든요"

당일로 조직검사를 시행하고, 1주 안에 결과를 확인한다. 기저세포암으로 진단하고 바로 대학병원으로 의뢰서를 써준다.

진료를 하다 보면 이러한 일들이 종종 발생한다. 위의 사례처럼 간단한 피부 질환인 경우도 있고 피부암처럼 심각한 경우도 있다. 다른 병원에서 진단을 잘 못 하고 해결해주지 못했던 케이스를 내가 해결하게 될 때는 기쁘기도 하고 일부분 우쭐거리는 감정이 생기기도 한다. 하지만 이런 경험들을 통해 교만해지는 것을 가장 크게 경계해야 하고 오히려 나는 어떤 피부과 의사가 되어야 하는지를 다시 한번 생각해야 한다.

▌무엇보다 의사는 실력이 있어야 한다

　어떤 분야의 전문가든 마찬가지이지만 피부과 의사는 경험과 실력을 통해서 방문하는 환자들에게 가장 빠르고 좋은 치료 효과를 제공해야 한다. 실력은 하루 아침에 만들어지지 않는다. 많은 경험과 공부, 노력에 의해서 실력은 쌓여간다. 지금 나는 5년 전, 10년 전에 비해서 실력이 좋은 피부과 의사다. 그 실력을 통해서 10년 전에 했던 실수를 반복하지 않는다. 내가 만일 지속적으로 경험을 쌓고 공부를 한다면 앞으로 10년 후에는 체력은 떨어질지라도 피부과 의사로서의 실력은 높아질 거라고 확신한다.

　그리고 모르면 모른다고 솔직하게 얘기해야 하고, 다른 의사에게 의뢰하거나 토의해서 환자에게 가장 좋은 결과를 줄 수 있도록 노력해야 한다.

　최근에 집의 샤워실 배관을 수리하면서 겪은 일이다.

　나는 단독주택에 살고 있는데 1~2달 전부터 샤워를 해도 물이 시원하게 내려가지 않는 증상이 발생했다. 그래서 아내가 집수리 전문가라고 광고하는 사람에게 의뢰를 했는데, 그 사람은 견습생들을 데리고 다니면서 가르쳐가며 집의 모든 곳을 수리할 수 있는 전문가라고 광고하고 있었다. 아내와 나는 근무중이라 수리 과정을 직접 볼 수는 없었고, 그 전문가는 아내에게 카카오톡으로 수리 결과를 알려줬다. 내시경을 통해 배관이 막혀 있는 것을 확인했고 강한 공기압으로 그 막힌 부분을 다 뚫었다고 말했다.

그런데 문제는 샤워실 배수의 문제가 지속된다는 것이었다. 그래서 다시 그 사람에게 의뢰하니, 자기는 할 수 있는 조치는 다 했고 모르겠다는 것이다. 환불도 거부했다. 결국, 다른 배관공을 찾아서 수리를 받았는데, 배관이 막힌 것에 대한 진단도 틀렸고 해결책도 다름을 알게 되었다. 처음 수리해 준 사람의 방법은 효과도 없고 자칫 배관 균열을 통해 누수를 만들 수도 있는 방법이라는 것이다. 나중에 오신 배관 수리 전문가는 2시간 동안 땀을 흘려가며 문제를 해결해줬고, 내시경으로 완벽하게 뚫린 배관을 보여줬다. 나는 기쁘고 감사한 마음으로 수리 비용을 드렸다.

처음 수리했던 사람은 전문가가 아닌데 본인을 전문가라고 포장하며 고객에게 피해를 끼치고 있었으며, 그를 따라다니고 있는 견습생들에게도 잘못된 지식을 전달하면서 피해를 주고 있는 것이었다.

우리 집의 배관 막힘 사건을 통해 만나게 된 두 종류의 전문가는 나를 다시 돌아보게 해줬다. 전문가는 실력을 포장해서도 안 되고, 진짜 실력이 있어야 하며, 가장 좋은 결과를 만들어내야 한다는 것을 말이다. 그리고 만일 해결할 수 없다면 환자나 고객에게 솔직하게 얘기해야 한다. 환자에게 피해를 주어서는 안 된다.

좋은 의사가 되고 싶다. 좋은 의사의 여러 덕목들 가운데 가장 중요한 것은 무엇보다 실력이라고 생각한다. 좋은 실력을 좋은 성품을 통해 환자에게 제공하는 그런 피부과 의사가 되고 싶다.

피부과는 마음도
치료하는 곳

3

"선생님, 얘가 얼굴의 이 점 때문에 마스크를 안 벗으려고 해요"

COVID-19으로 인한 팬데믹 이후 마스크 의무 착용이 끝났는데도 남들 앞에서 마스크를 벗지 않는 초등학생을 진료실에서 만났다. 얼굴에 있는 점이 그다지 크지 않았는데도 불구하고 남들에게 얼굴을 보여주지 못한다고 했다. 다른 학생은 여드름이 심해져서 화장으로 얼굴을 가리고 다니지 않으면 학교에 갈 수가 없다고 하면서 우울감을 호소했다.

피부의 따가움과 붉음증이 조절이 되지 않았고, 여러 병원을 다녔지만 호전이 없어서 진료실에서 눈물을 보인 여성 환자도 기억이 난다. 그리고 아토피 피부염으로 인한 가려움 때문에 잠을 자지 못하고 피부가 너무 건조하고 붉어져서 우울증이 발생한 환자들도 진료실에서 흔히 볼 수 있다.

이렇듯 많은 사람들이 피부 질환이나 피부의 문제로 인해 자신감을 잃거나 우울감을 느끼고 있다. 논문에 따르면 여드름은 우울증과 불안장애의 위험을 높인다고 되어 있으며, 아토피 피부염 환자들 또한 우울증의 빈도가 높아지고, 부모 우울증, 자살 경향성도 같이 높아진다고 보고하고 있다.

피부 상태가 외모에 미치는 영향이 크기 때문에 이러한 피부의 문제들은 사회적 관계에서 자신감 부족, 위축, 심리적 고립 등을 유발할 수 있다. 특히 사춘기 아이들과 같이 외모에 민감한 시기에 겪는 피부 문제가 정체성 형성과 심리적 안정에도 큰 영향을 끼칠 수 있다.

피부과 치료가 정신 건강에 미치는 긍정적 효과

피부 문제로 인해 스트레스를 받고 콤플렉스를 느끼며 심리적 문제를 겪는 것을 개인의 특성으로만 바라볼 수는 없다. 단순히 스트레스 받지 말라며 자신감을 가지라고 하는 것은 해결방법이 아니다. 심리적 위축을 유발한 피부 문제들을 적절하게 해결해 주는 것이 자존감 회복, 자신감 증가 등 긍정적인 심리적 변화를 유도할 수 있다고 생각한다.

피부과의 치료가 단순히 외적 변화를 넘어서 마음의 부담을 덜어주고 삶의 질을 높이는 데 기여할 수 있는 것이다. 나는 여러 피부 문제로 인해서 마음의 상처까지 있는 환자들을 도와주고 싶다. 그래서 더욱 최선을 다해서 원인이 되는 질환을 치료한다. 그렇기 치료하기 위해서는 피부과 의사로서의 역량을 더욱 키워야 한다고 생각한다. 그래서 공부를 게을리해서도 안 되고 경험과 더불어 알고 있는 모든 것을 환자의 피부와 마음의 회복을 위해서 쏟아부어야 한다.

또한 이러한 심리적인 문제를 다룰 때 원인이 되는 피부 문제에만 집중하는 것보다 정신건강의학과와 협진을 통해 도움을 받을 수 있다. 그럼으로써 심리적 스트레스와 불안이 피부 문제를 악화시키는 악순환을 끊을 수 있다고 생각한다.

피부과는 더 이상 단순히 피부 문제만을 해결하는 곳이 아니다. 심리적 건강과 자존감을 회복시킬 수 있는 곳이다. 적절한 피부 질환의 치료를 통해 한 사람의 심신을 회복시킬 수 있다.

그리고 피부 문제로 인해 스트레스를 받고 우울감이 들 때 내가 항상 하고 싶은 말이 있다.

"당신은 충분히 아름답습니다. 겉의 문제로 스스로 마음까지 아프게 하지 말았으면 좋겠어요. 힘내요"

외모 콤플렉스를 치료해드립니다

4

한 젊은 여성 분이 진료실 문을 열고 들어와 의자 위에 앉는다. 얼굴은 붉고 염증성 구진이 가득하다. 몇 년 전부터 점점 얼굴이 붉어지고 따갑고 가려울 때도 있다고 한다. 그러면서 무엇때문인지는 모르겠지만 계속 염증은 반복되고, 생리 주기가 되면 더 심해지는 것 같다고 말한다. 이 병원 저 병원 다니면서 약을 처방 받으면 그때 잠깐 좋아지는 것 같지만 다시 악화되고, 제대로 진단명도 듣지 못하고 그냥 알레르기라고만 얘기 들었다고 한다.

확대경으로 피부를 살펴본다. 피부는 붉고, 건조해서 각질이 많이 보인다. 다수의 염증은 있지만 여드름에서 많이 보이는 면포(좁쌀 여드름)는 잘 관찰되지 않는다.

피부과 전문의라면 여기까지만 들어봐도 주사피부염이라는

진단을 가장 먼저 떠올리게 된다.

주사피부염(Rosacea)은 얼굴, 특히 코, 뺨, 이마, 턱 부위에 주로 발생하는 만성 염증성 피부 질환으로 진단이 늦어지면 이 여성분처럼 오랜 시간을 고생할 수 있다.

"아무 것도 바를 수가 없고, 화장이 먹지도 않아요."

"얼굴이 따갑고 가렵고 화끈거려서 사람을 만나기도 싫고 괴로워요."

이런 말을 듣고 그분의 표정을 보면 그 동안 얼마나 심신이 고생을 많이 했는지 느껴져서 마음이 몹시 아프다.

"많이 힘드셨겠어요."

내가 건넨 말 한마디에 눈시울이 붉어지고 눈물이 맺힌다.

그분의 눈물에 급하게 티슈를 건네며, "좋아지실 거예요. 힘내세요!"라고 말한다.

모니터 화면을 통해 비슷한 증상을 갖고 있는 사람들의 사진을 검색해서 보여준다. 그리고 그 질환에 대해서 말해주고 어떤 요인들이 질환을 악화시키는지 설명을 해준다. 그런 후에 치료 계획을 세운다. 1~2주에 걸쳐서 약을 처방할 것이고, 앞으로 약은 어떻게 먹게 될 것이며, 약 외에 다른 치료들로는 어떠한 것들이 있다는 등 자세한 설명을 해준다.

"증상이 심하니 다음 주에 뵐게요"라고 말하며 첫 번째 만남을 마무리한다.

다음 주가 되었다.

"안녕하세요?"

진료실 문을 열고 들어오는 그분의 표정이 달라졌다. 의사 경력 20년 정도 되면 진료실 문을 열고 들어올 때 대충의 치료 결과를 알아챌 수 있다.

"좀 어때요?"

심했던 염증도 좋아지고 따가움, 가려움도 호전되었다고 한다. 첫 진료를 볼 때 말했던 대로 증상이 좋아지게 되면 환자의 기분도 좋지만 내 기분도 좋아진다. 뭔가 명의가 되어버린 느낌을 받는다. 또한 그렇게 되면 환자와의 관계에 신뢰감(라포르, rapport)이 쌓이게 되고 치료에 긍정적인 방향으로 작용하게 된다.

"이제는 2주 후에 보는 겁니다. 제가 처방한 약 잘 드시고 악화요인 말씀드린 거 피하시고 보습 잘 하세요"

이렇게 2주 후, 한 달 후 반복해서 만나는 사이 주사피부염이 호전되고 피부 장벽이 회복되면서 수년 동안 그 여성분을 괴롭힌 안면의 홍조, 염증, 따가움 등의 증상이 많이 개선되었다. 그 결과 사람들과의 만남에도 자신감이 생기고, 그 동안 피부 질환 때문에 갖고 있던 우울한 감정도 극복하게 되었다.

이렇게 피부 질환은 생명에 위협을 가하지 않는 것이 대부분이지만 삶의 질과 심리적인 부분에 깊은 영향을 끼친다. 더욱이 외모에 민감한 사람들이라면 그 현상은 두드러진다. 그래서 진료를 볼 때 피부 질환을 통해 그 사람이 느끼고 있는 감정까지 생각해보는 것이 중요하다.

여드름도 마찬가지다. 청소년기에 호발하는 질환의 특성상 대부분 중·고등학생들이 어머니와 함께 진료실에 방문한다. 특별한 아이들을 제외하고 대부분의 대화는 어머니와 하게 된다.

"아이가 자기 친구들은 다 피부가 좋은데 자기만 안 좋다고 하고 거울 보느라 공부를 안 해요."

"건드리면 더 심해질 것 같은데 계속 만지고 머리카락으로 계속 여드름 가리고 다녀요."

어른들도 입술에 물집이 생기거나 얼굴에 큰 염증이 생기면 남들 시선이 신경 쓰이게 되는데, 한창 외모에 신경이 쓰이는 아이들은 오죽할까 싶다.

"여드름은 만성 질환으로 생각해야 해요. 지금 염증도 심하고 붉은 자국도 많아서 이 아이도 스트레스 많이 받을 것 같아요."

"치료의 목적은 여드름이 좋아지는 것이죠. 그리고 동시에 평생 지속되는 영구적인 여드름 흉터를 만들지 않게 하는 겁니다."

여드름은 적절한 시기에 치료하지 않으면 염증이 악화되어 영구적인 흉터가 발생하기도 하지만, 그것보다 아이들의 심리에 영향을 끼쳐서 자존감마저 떨어뜨릴 수 있어서 세심한 주의가 필요하다.

여드름은 여러 악화 요인들이 있어서 여드름에 도움이 되는 생활습관, 식습관을 얘기해 주고 피부관리 요령을 안내해 준다. 그리고 연고와 경구약, 병원에서 하는 피부관리, 레이저 치료 등을 설명해 준다. 무엇보다 여드름의 경과는 다양할 수 있고 치료의 과정을 길게 바라봐야 한다는 설명을 해준다.

"치료 과정은 길지만 좋아질 거예요. 힘내요"

1~2주 간격으로 만날 때마다 치료에 반응이 좋은 경우, 아이

들의 기분도 좋아지지만 나 역시 신이 난다. 치료에 반응이 떨어질 때는 다른 악화요인은 없는지 찾아보고 다른 치료 방법을 고민해 본다. 수개월이 지나 처음의 사진과 비교해 볼 때 큰 호전을 보인 것을 확인하게 되고, 그 사이 아이들의 외모에 대한 부정적인 마음이나 콤플렉스도 많이 회복됨을 느끼게 된다.

어른들은 여드름은 어차피 학생 때 있다가 지나가는 질환이니 외모에 신경쓰지 말라고 아이들에게 얘기하기도 한다. 아이들에 대한 위로일 수 있지만 치료를 위한 해결 방법은 아니다. 지나친 외모 지상주의는 경계해야 하지만 피부의 문제로 인해 마음까지 우울해지고 자존감이 떨어지는 것은 관심을 갖고 지켜봐야 한다.

진료를 하다 보면 증상이 심한데도 본인은 심각성을 느끼지 못하는 경우도 있어서 치료를 권해도 따라오지 않는 분들도 있고, 피부과 의사인 내가 봐도 심하지 않은데 신경 쓰고 괴로워하는 분들도 만나게 된다. 증상에 맞는 치료의 객관성도 유지해야 하지만 주관적인 감정에도 주의를 기울여야 한다는 생각이 든다. 피부 질환이나 미용적인 문제로 너무 낙담하고 신경 쓰는 분들은 그 감정을 인정해 주고 괜찮다고 말하며, 좋아질 수 있다고 안심을 시킨다. 그리고 같이 힘을 합쳐서 갖고 있는 피부의 문제를 해결하려고 노력한다.

그 결과 피부가 개선되고 진료실 문을 열고 들어올 때의 표정이 밝아지며 긍정적인 마음이 생기는 과정까지 지켜보는 것은 피부과 의사의 보람이기도 하다.

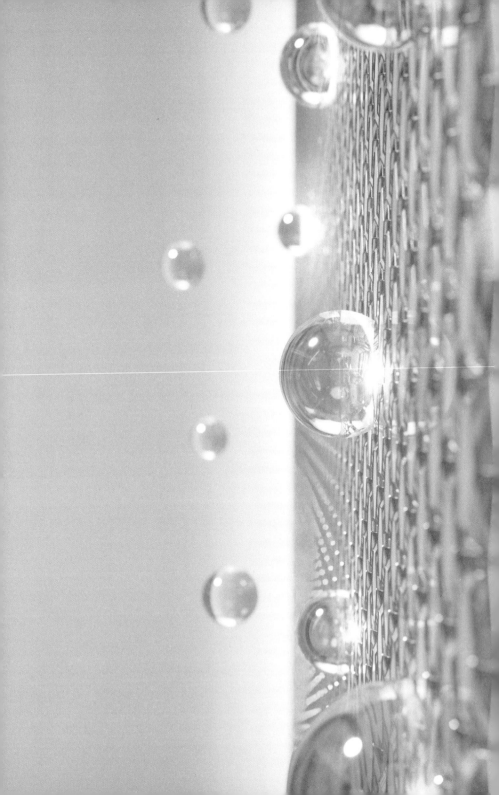

Chapter.3

피부병을
고쳐드립니다

만성 피부질환
(1) 아토피 피부염

$$1$$

얼굴이 붉고 일부는 색소침착이 되어 있어 어둡고, 피부는 두꺼워져 있는 학생이 진료실로 들어온다. 팔, 다리는 많이 긁어서 상처가 있으며 두꺼워져 있다. 가려워서 잠을 잘 못 잔다고 한다. 어떤 부위는 상처가 심해져 진물이 묻어 있는 곳도 있다.

피부과 진료실에서 흔히 볼 수 있는 아토피 피부염 환자의 모습이다. 보통 아토피 피부염은 어릴 때부터 발생하기 때문에 여러 병원에서 치료를 받아본 경험이 있고, 아토피 피부염의 특성인 만성이고 재발하는 성질로 인해 치료에 대한 기대감이 높지 않다. 외모에 민감해지는 사춘기가 되면 아토피 피부염을 겪은 아이들은 심리적으로 더 위축이 되는 경우가 많아서 피부 치료와 더불어 마음까지 신경을 써줘야 한다.

아토피 피부염은 만성 염증성 피부 질환으로 주로 영유아기에 시작되며 소아는 10~20%, 성인은 3~7%의 유병률을 보이는데 아이들 10명 중 1~2명은 아토피 피부염을 겪고 있다는 점에서 주위에서 쉽게 만날 수 있다.

일차적으로는 유전성 질환이라서 아토피 피부염 환자의 70~80%에게 아토피 질환의 가족력이 있다고 한다. 하지만 환경요인도 중요한데 춥고 건조한 기후, 전신 및 피부 감염, 소아기 항생제 사용 증가, 대기 오염, 주거환경 변화로 인한 항원에 노출 증가, 서구화된 생활방식, 정신적 스트레스 증가 등이 아토피 피부염의 발생에 관여하는 것으로 알려져 있다.

아토피 피부염의 진단기준은 대한아토피피부염학회에서 정의한 내용에 따르면, 주 진단기준 소견 중 적어도 2개 이상과 부 진단기준 소견 중 네 가지 이상이 있을 때 아토피 피부염으로 진단한다. 그래서 진료실에서 환자나 환자의 보호자가 "저는 아토피에요" 또는 "이 아이가 아토피 피부염인데요"라고 말할 때는 먼저 진단기준에 맞는지를 확인하고 그것에 부족한 경우는 "아토피 경향이 있네요"라고 얘기를 해준다.

주진단
1. 가려움증
2. 특징적인 피부염의 모양 및 부위
1) 2세 미만의 환자 : 얼굴, 몸통, 사지 신측부 습진
2) 2세 이상의 환자 : 얼굴, 목, 사지 굴측부 습진
3. 아토피(천식, 알레르기성 비염, 아토피 피부염)의 개인 및 가족력

부진단
1. 건조증
2. 백색비강진
3. 눈주위의 습진성 병변 혹은 색소침착
4. 귀 주위의 습진성 병변
5. 구순염
6. 손, 발의 비특이적 습진
7. 두피 인설
8. 모공 주위 피부의 두드러짐
9. 유두 습진
10. 땀 흘릴 경우의 소양증
11. 백색 피부묘기증
12. 피부단자시험 양성
13. 혈청 면역글로불린(IgE)의 증가
14. 피부 감염의 증가

아토피 피부염의 가려움증은 상상을 초월한다. 우리가 작은 알레르기성 피부염이 생기거나 벌레에 한두 부위를 물려도 계속 긁게 되는데, 그러한 가려움이 전신에 있다고 생각하면 된다. 어릴 때부터 그러한 가려움에 노출이 되기 때문에 지속적으로 긁게 되고, 그것은 피부의 기계적 손상으로 인한 염증 반응을 가속화해서 다시 가려움이 악화되는 악순환의 고리가 만들어진다. 따라서 단순히 "긁지 마!"라는 말은 도움이 되지 않고, 여러 치료와 관리 방법을 통해서 가려움증을 낮춰주어야 악순환을 막을 수 있다.

아토피 피부염은 악화와 호전을 반복하기 때문에 체계적이고 다양한 접근을 통해 질환의 급성악화를 막고 삶의 질이 저하되지 않도록 해야 한다.

아토피 피부염의 기본적인 관리

아토피 피부염의 피부관리를 위해서 가장 중요한 것은 보습이다. 피부 보습을 위해서는 각질층에 수분을 공급하는 목욕이 도움이 된다. 하지만 오랜 시간 물 속에 몸을 담그면 시간에 비례하여 각질층이 소실되며 지질층은 뜨거운 물에서 더 많이 손상되기 때문에 미지근한 물로 10~20분 정도 샤워 또는 입욕을 하는 것이 좋다. 목욕 시에는 절대 때를 밀어서는 안 되고 지질층 위에 증식하는 세균 제거를 위해 2~3일에 한 번 정도 비누 목욕을 권한다.

목욕 후 수분 증발을 막기 위해 보습제를 사용해야 하며 3분 내에 발라야 한다. 보습제는 적어도 하루 두 번 이상 사용하는 것이 좋고 피부의 상태에 따라 로션이나 크림 타입을 선택할 수 있다.

또한 피부에 직접 닿는 옷은 순면 옷을 입어야 하며 세탁을 할 때 세제가 남지 않도록 가루 대신 액체 세제를 사용하고 물로 여러 번 헹구는 것이 좋다. 운동의 경우 스트레스를 해소하는 장점이 있어서 좋지만 지나친 발열이나 땀을 유발하는 운동은 되도록 피해야 한다.

다양한 흡입이나 음식 알레르기 유발 물질이 아토피 피부염을 악화시킬 수 있기 때문에 알레르기 유발 물질에 대한 피부반응검사, 혈액검사, 음식물 유발 검사 등을 통해 정확히 진단하는 것이 중요하다. 하지만 지나친 식이 제한은 오히려 영양 결핍을 유발할 수 있어서 주의가 필요하다.

그 외에 긁어서 만든 상처를 줄이기 위해 손발톱은 짧게 관리해야 하며, 방안의 온도는 섭씨 20도 내외, 습도는 50% 내외를 유지하는 것이 좋다.

아토피 피부염의 치료방법

아토피 피부염 환자가 내원하면 기본적인 피부 관리 요령을 설명하고 스테로이드 연고와 국소 면역조절제(국소 칼시뉴린 억제제), 항히스타민제 등을 처방한다. 오랜 기간 아토피로 고생한 환자나 보호자의 경우 스테로이드 제제에 대한 막연한 거부감이 있는 분들을 간혹 만나게 된다. 스테로이드의 부작용에 대한 언론이나 인터넷, 유튜브 등의 영향이지만, 진료실에서 항상 하는 얘기 중 하나는 증상을 빨리 낮추는 것이 좋다는 것이다. 빨리 불을 끄지 않고 약하고 효과가 떨어지는 약으로 오랜 기간 치료하는 것은 현명한 방법이 아니다. 스테로이드 연고와 경구약으로 호전이 되면 순차적으로 스테로이드 성분이 없는 프로토픽이나 엘리델 같은 국소 면역조절제 연고로 바꿔서 좋은 상태를 지속시키자고 설명하면서 처방을 하고 있다.

이러한 치료에도 호전이 없을 때는 자외선 치료를 사용하기도 하고 아토피 피부염의 면역 반응을 떨어뜨리는 전신 약제를 사용하는데 급성 악화 시기에는 경구 스테로이드를 쓰기도 하고 사이클로스포린 같은 면역억제제를 사용하기도 한다.

최근에는 두피젠트와 같은 생물학적 제제(biologics)가 아토피 피부염의 치료제로 사용되는데, 이것은 면역 질환에서 특정 염

중 경로를 조절하기 때문에 표적치료제로 불리기도 한다. 그래서 면역 억제제의 장기간 사용에 의한 부작용은 줄이고 효과는 높은 치료제로 각광받고 있다. 현재 생물학적 제제는 일반적인 국소 치료제나 사이클로스포린 같은 경구 면역조절제로 조절되지 않는 만성 중증 아토피 피부염 환자들을 대상으로 사용되고 있다.

진료실에서 흔히 아토피 피부염으로 자존감까지 떨어지고 표정도 어둡고 묻는 질문에 대답도 잘 하지 않는 학생과 보호자를 만날 때가 있다. 아토피 피부염은 현재 완치시킬 수 있는 치료약제가 없다. 하지만 여러가지 노력을 통해 충분히 개선시킬 수 있고 편한 일상을 지낼 수가 있다. 그리고 생물학적 제제처럼 새로운 개념의 약제가 출현하면서 아토피 피부염 환자들이 보다 편하게 생활할 수 있는 길이 열리고 있다.

그래서 아토피 피부염으로 고생하고 우울해하는 환자들에게 힘내라고 이야기하고 싶다. 더 좋아질 수 있고, 충분히 조절할 수 있다고. 포기하지 말라고.

만성 피부질환
(2) 건선

2

진료 볼 때 "어떻게 오셨어요?"라는 질문에 "저, 건선 때문에 왔어요"라는 대답을 들을 때가 있다. "건선이요? 건성 피부랑 혼동하시는 것 아니세요?" 그렇게 다시 질문하면 "네? 그게 다른 건가요?"라고 답하는 경우가 많다. 건선과 건성 피부는 다르다. 건선은 호전과 악화가 반복되는 비전염성 만성 피부질환이고, 건성 피부는 질환이라기보다는 피부의 상태라고 이야기할 수 있다.

건선은 의대에 입학하기 전에는 들어보지 못했던 질환이었다. 그런데 피부과 전공의가 되니 주변에 이렇게 많은 건선 환자가 있다는 사실에 놀라지 않을 수 없었다. 건선의 유병율은 인종, 민족, 지리적 위치에 따라 다르지만 세계적으로 약 0.1~8%를 보이는데 우리 나라는 0.5~1% 정도일 것으로 추정하고 있다.

100명 중 한 명이라고 하면 상당히 높은 유병율이라 할 만하다. 연령별로 모든 연령에서 발생할 수 있으나 국내에서는 20대에 처음 발병하는 경우가 가장 흔하며, 이어서 10대, 30대 순으로 흔하다.

건선의 원인은 명확하지 않으나, 우리 몸의 면역 세포 중 T 세포가 건선의 원인에 주로 관여하는 것으로 알려져 있고, 그것 외에도 유전적, 환경적 요인, 피부자극, 상기도 염증 등 다양한 요인들이 건선을 일으키거나 악화시키는 것으로 되어 있다.

일반적으로 건선의 주요 증상으로는 명확한 홍반, 두꺼운 판과 비늘 모양의 각질, 가려움증 등이 있으며, 이러한 증상은 주로 팔꿈치, 무릎, 두피 등에 나타난다. 건선은 여러 유형으로 나뉘며, 가장 흔한 형태인 판상 건선 외에도 물방울 모양 건선, 농포성 건선 등 다양한 유형이 있다.

건선은 만성이라는 특성을 가지고 있기 때문에 대부분의 건선 환자들은 여러 병원을 거쳐서 오시거나 우리 병원에 몇 년 이상 다닌 분들이 많다. 그래서 질환을 설명하는 데 오래 걸리지 않고 보통 연고 처방이나 자외선 치료를 위해 내원하시게 된다. 하지만 건선에 부합하는 피부 양상을 보이지만 진단을 받지 못한 경우에는 진료를 볼 때 건선의 가능성을 설명하고 조직검사를 통해서 확진을 하게 된다.

건선 환자가 힘든 점은 전염성 피부 질환이 아님에도 불구하고 병변의 색과 모양으로 인해 사람들이 질환에 대한 편견을 갖는 경우가 많다는 것이다. 그래서 수영장, 미용실, 헬스장 등 공

공장소 출입에 있어서 제약을 받기도 하는 등 여러 어려움을 호소할 때가 있다. 또한 건선은 환자의 사회 생활에 영향을 미치기도 하는데, 실제로 건선 환자의 1/3 이상은 건선으로 인해 사회 생활에 지장을 받은 경험이 있다고 응답을 했다.

그리고 건선은 피부 이외에 관절을 침범할 수 있고 건선이 심할수록 심혈관계 질환과 고혈압, 고지혈증, 비만, 당뇨병과 같은 대사증후군의 발생 위험률이 높다는 것이 확인되었다. 건선 질환이 사회 활동이 활발한 청년층에서 발병률이 높다는 점을 고려해 보면 업무 능력 및 생산성 감소에도 부정적인 영향을 끼쳐 국가적인 경제적 손실을 유발할 수 있는 것이다.

그러면 건선은 어떻게 치료할 수 있을까?

건선 치료의 목표는 심각한 부작용 없이 병변이 소실되거나 현저한 호전을 보이도록 하고 장기간 재발을 억제하는 데 있다.

건선의 치료에는 여러가지 다양한 방법들이 존재하는데, 약을 바르는 국소치료법, 자외선이나 레이저를 사용하는 광선치료, 약을 먹는 전신치료법, 최근에 개발되어 다양하게 사용되는 소분자 치료제(small molecules)와 생물학적 제제(biologics) 치료법 등이 있다. 치료법을 선택할 때는 건선의 심한 정도에 따라 결정을 하게 되는데 경증 건선의 경우 주로 약을 바르는 국소치료법을 시행하고, 중등증이거나 중증 이상의 건선 환자에는 광 치료법, 전신 치료법, 생물학적 제제를 단독, 병행, 복합적으로 사용한다.

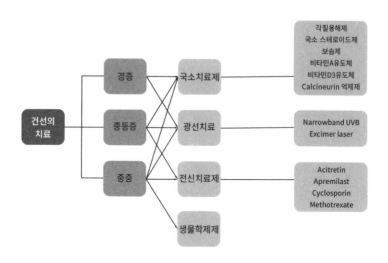

개인 피부과 의원에서는 대부분 경증 또는 중등증 건선 환자
를 만나게 되는데 주로 국소 스테로이드제와 함께 비타민D3유
도체 연고를 처방하는데, 이 두 가지가 섞인 다이보베트, 자미
올겔, 엔스틸름폼(LEO Pharma) 같은 연고들로 주로 치료한다. 전
신에 병변이 퍼져 있으면 연고를 바르기 어렵기 때문에 광치료
법이 도움이 되는데 좁은파장자외선B광요법(narrowband UVB
phototherapy)와 엑시머 레이저(excimer laser)를 사용한다.

중증 건선인 경우에는 경구약을 처방하게 되는데 합성 비타
민A 제제인 레티노이드(retinoids)나, 사이클로스포린(cyclosporin),
메토트렉세이트(MTX)와 같은 약물을 사용한다. 하지만 이러한
약제들은 신장독성 또는 간독성 등의 부작용들이 있어서 주의해
서 사용해야 한다. 최근에는 건선의 여러 면역학적 기전이 규명

됨과 동시에 유전공학적 기법이 발전하면서 소분자 치료제와 생물학적 제제와 같은 새로운 약제들이 출시되고 있다. 초기에는 이러한 면역학적 제제들의 부작용들도 많이 보고되었지만 최근에는 효과는 높이고 부작용은 줄어드는 약제들이 계속 나오고 있어 건선 치료의 미래는 밝다고 생각한다.

국내의 건선 환자는 약 150만 명으로 예상되지만 이 중 병원에서 제대로 치료를 받은 환자 수는 전체 환자의 15%에도 미치지 못하고 있다고 한다. 이것은 건선 질환에 대한 인식이 낮기 때문이기도 하지만 기존의 치료에 실망하는 경우도 많고, 병원에 오지 않고 민간요법이나 대체의학 등에 의존하고 있기 때문이기도 하다.

무엇보다 중요한 것은 건선 질환이 의심될 경우 피부과 전문의와의 상담을 통해 정확한 진단을 받고 상태에 맞는 치료를 받아야 한다는 점이다. (대한건선학회 홈페이지에 들어가면 건선에 대한 다양한 정보를 찾아볼 수 있다. www.kspder.or.kr)

내가 진료실에서 건선 환자들에게 해주고 싶은 말은,

첫 번째 악화를 막기 위해 피부 자극이나 손상을 피하고, 건조하면 악화될 수 있기 때문에 보습을 잘 해야 한다.

두 번째 스트레스와 과로, 술, 담배를 피해야 한다. 모든 질환의 예방과 관리에서 중복되는 개념이고, 이것은 건선에도 적용된다.

세 번째 마지막으로 건선 질환은 충분히 조절할 수 있다는 것이다. 그래서 포기하지 말아야 한다.

만성 피부질환
(3) 백반증

3

진료실로 걱정스러운 표정을 한 채 아이를 데리고 들어오며 이렇게 물어본다.

"원장님, 이거 백반증 아닌가요?"

백반증은 피부에 색소를 잃은 하얀 반점이 생기는 만성 질환으로 전 인구의 0.5~1% 정도가 겪는 것으로 보고되고 있다. 이 질환은 자가면역질환의 일종으로 피부의 색을 만들어주는 멜라닌 세포의 파괴로 인해 피부와 모발의 색소가 사라지는 것이 특징이다.

백반증은 정확한 원인은 완전히 밝혀지지 않았다. 진료를 하다보면 많이 듣는 질문 중 하나가 "선생님, 원인이 뭔가요?"라는 것이다. 그런데 피부과 교과서에서는 대부분 질환의 원인 항목에 '원인 미상'이라는 표현이 자주 써 있다. 백반증도 정확한 원인을 말할 수는 없지만, 간단히 말하면 내 몸의 면역 세포(CD8+ T 세포)가 내 멜라닌 세포를 파괴하는 것이다. 이렇게 자기 몸의 면역 세포가 자기 몸을 공격하는 질환을 자가면역 질환이라고 부르는데 대표적으로 류마티스 질환들이 여기에 해당이 되고, 백반증도 자가면역 질환 중 하나이다. 또한 유전적 요인과 환경적 요인도 복합적으로 작용하는 것으로 알려져 있다.

백반증은 피부에 다양한 크기와 모양의 백색 반점으로 나타난다. 반점은 대개 얼굴, 손, 발, 팔꿈치와 무릎과 같은 마찰이 잦은 부위에 발생하며, 크기나 분포는 개인마다 다르다. 백반증의 증상은 일반적으로 비대칭적이지만, 얼굴이나 손가락 등 특정 부위에 국한되지 않고 전신에 나타날 수 있습니다.

백반증은 크게 몸의 한 쪽에만 발생하는 분절형 백반증과 전신형 백반증을 포함하는 비분절형 백반증으로 구분할 수 있고, 그 외에 잘 분류가 되지 않는 형태로 국소형과 점막형이 여기에 포함된다.

분절형 백반증은 대개 30세 이전의 어린 나이에 발생하고 1~2년 내에 병변의 진행이 중단되며 더 이상 번지지 않는 경과를 취한다. 전체 백반증 중에 10~15%를 차지하며 치료에 저항하는 특성이 있다.

비분절형 백반증은 다양한 크기의 명확한 백색 탈색반이 얼굴 및 두피를 포함한 몸의 어느 부위나 나타날 수 있다. 수년 동안 점차 진행하거나 갑자기 빨리 진행하기도 하고, 치료하여 호전되다가 다시 악화 또는 재발하는 등 경과를 예측하기 어려운 특성이 있다.

"원장님, 이거 백반증 아니에요?"라고 부모님이 아이를 데리고 오면 먼저 진단을 위해 컴컴한 방으로 데리고 가서 우드등(Wood's light) 검사를 한 후에 그 결과를 바탕으로 설명을 한다. 이 때 백반증과 감별해야 할 질환은 대표적으로 두 가지가 있다.

첫 번째는 백색 잔비늘증(Pityriasis Alba)**이다.**

보통 어두운 피부톤을 가진 아이들에게서 여름에 햇빛에 노출 후나 햇빛이 좋은 곳에서의 휴가 후에 얼굴이 얼룩덜룩해 져서 병원에 온다. 보통 둥글거나 타원형의 희미한 반점이 얼굴, 목, 팔에 발생하고 표면이 약간 건조하고 비늘같은 각질이 일어날 수 있다. 아토피 피부염이 있는 아이들에게도 많이 관찰되며 대부분의 경우 수개월 안에 자연적으로 사라지기 때문에 특별한 치료가 필요하지 않는데, 증상이 심하면 보습제와 약한 국소 스테로이드 크림을 사용해 볼 수 있다.

두 번째는 탈색모반(Nevus depigmentosus)**이다.**

탈색모반은 선천적 색소 결핍으로 인해 발생하는 것으로, 태어날 때부터 발견되거나 어린 시기에 나타난다. 보통 태어날 때 발견되는 경우가 30%이고 이를 포함해서 3세 이전에 발견된 경우가 70%로 알려져 있다. 진료실에서 설명할 때는 '하얀 점'으로 표현을 한다. 백반증과 달리 멜라닌 세포는 존재하며 시간이 지나도 크기나 모양의 변화는 없다. 탈색모반은 치료가 필요하지 않고 백반증에 사용하는 엑시머 레이저 등을 시행해도 재발하는 특성을 보인다.

위의 두 질환과 달리 백반증은 보다 적극적으로 치료해야 하는데, 치료에는 비수술요법과 수술요법이 있다. 발생한 지 오래되지 않은 병변일수록 치료 효과가 좋고, 한 가지 치료 방법보다는 복합적인 치료가 효과가 좋기 때문에 '조기 병합치료'가 중요하다.

백반증 환자가 오면 첫 번째, 국소 스테로이드제나 프로토픽 연고나 엘리델 크림과 같은 칼시뉴린 억제제를 처방하고, 두 번째 광선치료를 권한다. 좁은파장자외선B(narrowband UVB, NBUVB)나 엑시머레이저를 사용한다. 이러한 치료들은 주 2~3회를 시행하고 6개월 이상의 장기적인 치료가 필요하다.

분절형 백반증의 경우와 같이 번지지 않고 안정적인 경우 수술적 치료법은 매우 유용하다. 색소가 없는 부위에 멜라닌 세포를 이식하는 방법으로 흡인수포표피이식술, 펀치이식술, 모낭이식술 등이 있는데 최근에는 SST(Skin Seeding Technique)가 주목을 받고 있다. SST는 펀치이식술의 한 방법이지만 귀 뒷쪽에서 0.4~0.5mm 크기의 미세 펀치를 사용해서 멜라닌 세포가 포함된 정상 피부를 추출하고 이것을 백반증 부위에 이식하게 된다. 무엇보다 흉터가 적고 회복 시간이 짧다는 장점이 있어서 호전이 없는 백반증 환자들에게 권하고 있다.

그 외에 문신이나 반영구화장, 메이크업 제품 등을 이용해서 병변 부위를 가릴 수 있지만 피부 색조가 부자연스러울 수 있다는 단점이 있다.

백반증은 비타민제나 항산화제의 복용이 치료 효과를 높일 수 있다는 연구 결과들이 있으며, 스트레스나 외상, 마찰 등은 백반증을 악화시킬 수 있다. 또한 몸의 항산화제를 소모시키는 흡연은 백반증에 나쁜 영향을 줄 수 있어 피해야 한다. 강한 햇빛 또한 백반증을 악화시킬 수 있어 자외선 차단제를 잘 사용하여야 한다.

피부과 의사가 백반증 환자들을 만나면 엑시머레이저나 자외선 치료를 시작하기 때문에 오랫동안 의사 환자와의 관계를 정기적으로 지속하게 된다. 그래서 더욱 백반증 환자들의 불편함과 마음 고생을 공감할 수 있는 것 같다. 특히 외모에 민감한 청소년들이 얼굴에 백반증이 있으면 얼마나 신경이 쓰일까라는 생각을 하게 된다. 앞으로 의학의 발전으로 조금 더 획기적인 치료가 발명되어 이들의 고통을 줄여주었으면 좋겠다.

밤새 가려워서 한숨도 못 잤어요.
두드러기

4

아침에 병원에 도착하면 보험진료 대기실에 일찍 도착해서 미리 앉아있는 분들이 보인다. 부지런한 분들도 있지만 그 중에는 두드러기 때문에 너무 가려워서 한숨도 잠을 못 자고 내원하신 경우도 있다. 두드러기라는 질환은 누구나 한 번은 들어봤을 만한 흔한 피부 질환이다. 그 흔한 이름으로 인해 두드러기가 아닌 알레르기 질환도 '두드러기가 생겼어요'라고 말씀하시며 방문하시는 분들도 있지만, 지금은 '진짜' 두드러기에 대해서 이야기해 보도록 하자.

두드러기(urticaria)는 피부나 점막 혈관의 투과성이 증가되면서 일시적으로 혈액의 혈장 성분이 조직 내에 축적되어 피부가 붉거나 흰색으로 부풀어 오르고 심한 가려움이 동반되는 피부질환을 이야기한다. 두드러기는 아주 흔한 피부질환으로 전 인구의 약 20%에서 일생에 한 번 이상 두드러기를 경험한다. 그 원인은 피부 안의 비만세포(mast cell)와 호염기구(basophil)에서 여러 가지 화학매개체들이 유리되기 때문인데, 그 중 대표적인 것은 히스타민(histamine)으로 피부 혈관의 히스타민 수용체에 결합하여 혈관을 확장시키고 투과성을 증가시킨다.

진료실에 들어오신 두드러기 환자들은 전 날 먹은 음식에 대해서 의심을 하기도 하고 특별한 원인이 생각나지 않는다고 말씀하시기도 한다. 급성 두드러기는 약물, 음식물, 감염 등이 원인이 될 수도 있지만 대부분 원인을 찾을 수 없는 경우가 많다. 특히 6주 이상 두드러기가 지속되면 만성으로 진단을 하는데, 만성 두드러기의 경우 대부분 원인을 찾을 수 없다. 그래서 치료에 대한 설명을 할 때도 두드러기는 원인을 치료하는 질환이 아니라 증상을 억제하는 데 초점을 맞추는 것이라고 설명한다.

두드러기의 증상은 수 ㎜의 작은 크기부터 10㎝ 이상의 큰 팽진으로 나타나며, 중심부는 호전되고 없어지면서 원형의 홍반을 남기기도 한다. 보통 3~4시간 이내에 사라졌다가 다른 자리에 생기고 각각의 피부 변화는 24시간 이내에 사라진다. 팽진의 가장 힘든 점은 가려움증인데, 나는 두드러기의 가려움증을 모기나 벌레에 100군데 이상 물린 정도라고 표현한다. 모기 한 대 물린 것도 가려워서 힘들 때가 있는데 얼굴과 몸이 돌아가면서 올라왔다 내려가고 좋아진 것 같다가 다음 날 또 발생한다면 삶의 질이 떨어질 수밖에 없다. 또한 두드러기 증상 중에는 눈 주위나 입술이 퉁퉁 붓는 혈관부종도 있고, 복통, 구토 등의 소화기 증상이나, 쉰 목소리, 호흡곤란 등의 호흡기 증상까지 보일 수 있다.

두드러기는 6주를 기준으로 급성과 만성으로 구분하고 만성은 다시 원인 없이 매일 발생하는 '자발성(spontaneous) 두드러기'와 특정 요인에 의한 '유발성(inducible) 두드러기'로 구분한다.

유발성 두드러기 중 흔한 형태는 피부묘기증이 있는데, 피부를 가볍게 긁거나 자극을 주면 그 부위에 팽진이 발생하는 물리적 두드러기의 일종이다. 또 흔히 볼 수 있는 두드러기 중에는 운동이나, 고온 환경, 스트레스나 매운 음식 등 땀을 발생시킬 수 있는 자극에 의해 발생하는 '콜린성 두드러기'가 있다. 이 두드러기는 발진이 크지 않고 발진이 시작될 때 가려움보다는 따가움을 느끼는 것이 특징이며 소아나 사춘기, 젊은 성인에서 흔하다. 그 외에 차가운 곳에 가면 발생하는 '한랭 두드러기', 햇빛에 노출되면 발생하는 '일광 두드러기', 물과 접촉 부위에 발생하는 '수성 두드러기'까지 여러 형태가 있다.

피부과학 교과서에 나오는 두드러기 치료의 기본원칙은 1) 두드러기의 원인과 악화 요인을 파악하고 제거하거나 회피하여야 하며, 2) 적합한 약물을 선택하여 적정한 용량으로 증상이 소실된 상태를 유지하여야 하고, 3) 증상이 발현될 때 약물을 복용하는 것이 아니라, 증상이 나타나지 않도록 미리 규칙적으로 약물을 복용하며, 4) 장기간의 치료가 필요한 경우 환자에게 장기간 약물치료의 필요성을 이해시켜 치료의 순응도를 높이는 것이다.

앞에도 언급했듯이 두드러기는 원인을 찾는 것이 어렵지만 특정 약물이 원인으로 의심될 경우에는 투여를 중단하거나 대체해야 하고, 음식물 중 천연식품 성분이나 첨가물 등에 의한 가성 알레르기 반응으로 두드러기가 유발 또는 악화되는 경우가 있어 가성 알레르기를 유발하는 음식이나 히스타민이 많은 식품을 알려주고 피해보라고 설명하기도 한다. 하지만 이러한 식이요법의 효과에 대해서는 아직 논란의 여지가 남아있다.

만성 두드러기의 대표적인 치료는 항히스타민제의 복용이다. H1 항히스타민제를 통해 비만세포에서 분비되는 히스타민에 의한 피부반응을 억제할 수 있다. 일차적으로 졸린 부작용이 없는 2세대 항히스타민제를 사용하고 증상에 따라 다른 종류의 2세대 항히스타민제를 추가하거나 용량을 올리면서 증상을 조절한다. 이러한 치료에도 반응이 없으면 H2 항히스타민제를 추가하거나 급성으로 심한 경우 단기적으로 전신 스테로이드제를 사용할 수 있다. 여기에도 조절되지 않으면 보통 대학병원에서 치료를 하게 되는데 cyclosporin과 같은 면역억제제나 IgE에 대한 단클론항체인 omalizumab 등까지 사용을 고려할 수 있다.

대부분의 두드러기 환자들은 급성인 경우가 많아서 비교적 예후가 좋지만, 만성 두드러기의 경우는 예후가 다양하다. 언제 좋아질지 모르기 때문에 진료실에서 수개월치의 약을 처방해드리는 경우도 많다. "전 평생 약을 먹어야 하나요?"라는 질문을 받을 때가 있는데, 그럴 때 나는 매년 만성 두드러기 환자들을 추적 관찰해보면 해마다 완치되는 분들의 비율이 높아지니 미리 걱정하지 마시라고 설명을 한다. 물론 10년 이상 지속되시는 분들도 있지만 걱정을 한다고 두드러기가 좋아지는 것은 아니고 두드러기 치료제인 항히스타민제는 내성도 없는 약이기 때문에 완치될 수 있다는 확신을 갖고 기다리는 것이 필요하다.

많이 알려진 대상포진,
그 진실과 거짓

5

진료실에서 사람들이 걱정스러운 얼굴로 문을 열며 물어본다.

"선생님, 이거 대상포진 아닌가요?"

어떤 경우는 대상포진이 맞을 때도 있지만, 그렇지 않은 경우도 많다.

"대상포진인 줄 알고 잘 오셨네요"라고 말하면, 진단이 확인되었다는 안도감 반, 여전히 남아있는 걱정 반의 표정을 관찰할수 있다. 또는 대상포진인 줄 전혀 모르고 오셨다가 대상포진이라는 말을 들으면 깜짝 놀라는 경우도 종종 있다.

대상포진이라는 진단명은 그만큼 사람들이 많이 알고 있는 피부 질환이다. 흔하기도 하고, 통증을 동반하는 질환의 특성 때문인지 '생로병사의 비밀' 같은 공중파 TV 프로그램에도 자주 소개되었다.

대상포진은 수두-대상포진 바이러스(varicella-zoster virus, VZV)가 소아기에 수두를 일으킨 후 신경절에 무증상으로 남아 있다가, 면역력이 떨어지는 상황이 생길 때 재활성화되어 신경을 따라 나와 피부 발진을 유발하는 질환이다. 최근에는 수두 예방접종의 영향으로 수두에 걸린 적이 없어도 대상포진이 발생할 수 있으며, 그 결과 어린이나 청소년들에게서도 대상포진을 종종 볼 수 있다.

대상포진으로 진단받은 분들에게는 "최근에 많이 힘든 일 있으셨어요?", "과로하시거나 스트레스를 많이 받으신 일 있으신가요?" 등의 질문을 하게 된다. 보통 직장인들은 야근이나 과로를 했다고 답하고, 가정주부들은 이사나 집안 인테리어 등으로 최근에 스트레스를 많이 받았다고 말한다. 가끔은 하지 않던 운동을 시작했는데 너무 오랫동안 과하게 했거나, 평소 웨이트 트레이닝을 하던 분들이 중량을 크게 올렸더니 발진이 생겼다고 하는 경우도 있다. 또는 감기로 오랫동안 고생하시거나 항암 치료나 수술 이후에도 대상포진이 발생할 수 있다.

이 모든 상황은 우리가 흔히 말하는 면역력 저하를 의미한다. 면역력이 떨어지면 신경절에 잠복해 있던 바이러스가 재활성화되어 신경을 타고 나오게 된다. 그래서 그 신경 줄기가 담당하고 있는 피부 영역에 이상 감각과 통증이 발생하며, 홍반이나 물집을 형성하게 된다. 보통 전형적인 피부 증상이 나타나기 전에 피로감, 두통, 발열 등의 증상이 느껴지기도 하며, 대상포진이 발생할 부위에 가려움이나 따가움, 통증을 호소한다. 이러한 증상이 수일간 나타난 후 붉은 발진이 발생하고, 그 발진이 부풀면서 수포가 생기며 1~2주 후에 가피가 생기면서 대상포진의 경과가 마무리된다.

대상포진은 전신의 피부 어느 부위에도 발생할 수 있지만, 흉부에 가장 흔하게 나타나며, 얼굴이나 허리에도 빈번하게 나타난다. 이 중에서 환자들이 가장 힘들어하는 부위는 얼굴의 감각을 담당하는 신경인 삼차신경을 침범했을 때로, 합병증도 가장 흔하게 발생한다. 특히 삼차신경 중 눈 신경분지를 침범할 경우 각막염이나 결막염, 홍채염 등 다양한 안과적 합병증이 발생할 수 있으며, 시력 저하까지 초래할 수 있기 때문에 질병 초기에 적극적인 치료와 안과적 협진이 필요하다. 이 부위에 대상포진이 걸리신 분들은 보통 눈이 크게 붓고 충혈, 눈물, 통증이 심해 일상적인 생활이 어려워져 1주 이상 정상적인 사회생활이 어려운 경우가 많다. 코끝이나 콧등에 수포나 발진이 생기는 경우를 '허친슨 사인(Hutchinson's sign)'이라고 하는데, 이 경우 눈으로 대상포진이 퍼질 가능성이 높은 것으로 알려져 있어 주의가 필요하다. 특히 안면에 대상포진이 생길 때는 흉터 발생에 주의해야 하는데, 물집이 발생한 후 깊고 딱딱한 가피가 생기면 회복 후에도 피부가 함몰된 흉터가 남을 수 있기 때문이다.

대상포진의 치료는 증상 완화와 합병증 예방에 집중하는

데, 발진이 발생한 지 72시간 이내에 항바이러스제를 복용하는 것이 중요하며, 1주일간 팜시클로버(Famciclovir)나 발라시클로버(Valacyclovir)를 복용한다. 통증 완화를 위해 진통제를 복용하게 되며, 대상포진 이후의 신경통을 예방하기 위해 가바펜틴(Gabapentin)이나 프레가발린(Pregabalin)을 처방하기도 한다. 대상포진의 물집 부위는 생리식염수를 사용한 습윤 드레싱(wet dressing)을 권장하며, 2차 감염을 예방하기 위해 항생제 연고를 도포한다. 병원에서는 통증 완화와 상처 개선을 위해 LED를 사용한 저출력 레이저 치료(LLLT, Low-Level Laser Therapy)를 시행한다. 간혹 진통제 복용에도 극심한 통증을 호소하는 경우에는 통증 클리닉을 통해 신경차단술 등을 시행받기도 한다.

대상포진은 여러 매체를 통해 알려지면서 매스컴의 특성상 심각한 사례와 합병증이 주로 다뤄지게 되어, 진료실에서는 대상포진을 심각하게 받아들이는 환자들을 흔히 보게 된다. 하지만 대상포진인 줄 모르고 지나가는 경우도 있는데, 가려운 발진으로만 나타나고 물집이 거의 발견되지 않은 경우도 있고, 통증이 전혀 없는 경우도 있다. 나도 30대에 대상포진에 걸린 적이 있었는데, 둘째 아이가 태어난 후 잠을 못 자며 육아(젖 주기, 기저귀 갈아주기 - 잠귀가 아주 얇다)에 신경을 쓰다가 다리에 발진이 났었다. 그런데 피부과 전문의임에도 불구하고 '이게 뭐지?'라고 생각하고, 수일 후에야 대상포진임을 알게 되었다. 가렵기만 하다가 나중에 약간 쓰라린 느낌 정도로 끝났기 때문이다. 그래서 대상포진 약도 먹지 않은 채 지나갔는데, 그런 경험을 환자들에게 얘기해주곤 한다.

최근에는 진료실에서 대상포진 예방접종에 대해 물어보는 분들도 많고, 예방접종을 이미 맞았다는 분들도 쉽게 접할 수 있다. 다음은 그와 관련된 질문과 답변이다.

Q) 대상포진 예방접종은 효과가 있나요? 예방접종은 누구에게 필요하며, 몇 회 접종을 하나요?

A) 그렇습니다. 최근에 출시된 싱그릭스(Shingrix)의 경우 90% 이상의 예방 효과를 보이는 것으로 알려져 있으며, 이전에 출시된 조스타박스(Zostavax)보다 더 높은 예방 효과와 긴 효능 지속기간을 자랑합니다.

50세 이상의 모든 성인에게 권장되며, 면역억제제를 복용하는 등 면역력이 약한 환자들은 대상포진에 걸릴 경우 심한 양상을 보일 수 있어 예방접종이 특히 더 필요합니다.

싱그릭스는 2회 접종이 필요하며, 2차 접종은 첫 접종 후 2~6개월 사이에 실시합니다.

Q) 대상포진 예방접종을 했는데도 왜 대상포진에 걸리나요?

A) 예방접종은 아무리 높은 예방 효과를 제공한다고 해도 100% 예방할 수는 없습니다. 예방접종 후 시간이 지나면 백신으로 형성된 면역력이 감소하기 때문입니다. 특

히 조스타박스와 같은 생백신에서는 이런 현상이 두드러지며, 최근에 나온 싱그릭스는 장기간 면역력을 유지하는 것으로 알려져 있습니다. 또한 사람에 따라 백신에 대한 면역 반응도 다르기 때문에, 면역 반응이 약하면 바이러스가 다시 활성화되어 대상포진이 발생할 수 있습니다.

대상포진은 진료실에서 흔히 볼 수 있으며 전형적인 경우 쉽게 진단할 수 있지만, 경우에 따라 증상이 심하지 않으면 진단이 늦어질 수도 있다. 그러나 대중매체에 소개된 것처럼 그렇게 무서운 질환은 아니다. 감기에 걸려도 때로는 합병증으로 입원할 수 있고 생명을 위협할 수 있는 것처럼, 대상포진도 그 경과를 잘 알고 초기에 진단받고 적절한 치료를 받으면 대부분 합병증 없이 지나갈 수 있다. 그래서 나는 대상포진으로 진단받고 놀라는 환자들에게 항상 안심하시라고 말씀드린다. 최근에 너무 무리하시고 신경을 많이 쓰신 것 같으니, 푹 쉬시라고. 걱정하지 말라고. 대상포진 환자들에게는 휴식이 필요하다.

지긋지긋한
사마귀

6

"엉엉, 싫어 안 할거야!! 으악!!!"

병원 치료실에서 울리는 울음소리와 비명 소리가 진료실 안까지 들린다. 통증이 있는 피부과 치료 중 아이들이 가장 많이 치료인 냉동치료일 것이다. 아마도 그 아이는 손, 발에 생긴 사마귀로 병원에 왔을 것 같다.

20여 년 전 피부과 전공의 시절을 기억해보면 외래 치료실에서 수많은 아이들의 손, 발 사마귀를 냉동치료 했던 기억이 난다. 10개 이상의 사마귀가 손과 발에 퍼져 있는 경우 치료 받는 아이도 너무 힘들어하고 강제로 손, 발을 붙잡고 치료해야 하는 나도 많이 힘들었다.

이렇게 피부과에 오는 아이들이 가장 무섭고 힘들어하는 냉동치료를 해야 하는 질환인 사마귀는 사람유두종바이러스

(human papillomavirus, HPV) 감염에 의해 발생하는 질환이다. 이 바이러스는 피부나 점막에 감염되어 피부 세포의 과도한 증식을 유발하며 형태와 발생 부위에 따라 여러 종류로 나뉜다.

'**보통 사마귀** (common wart, verruca vulgaris)'는 가장 흔히 발생하는 사마귀로 주로 손, 손톱 주위에 나타난다. 작게 돋아난 결절 형태이며 표면이 거칠고 딱딱하다.

또한 손, 발바닥에 발생하는 '**손발바닥 사마귀**(palmoplantar wart)'가 있는데 발바닥사마귀의 경우 체중에 눌려서 피부 표면으로 올라오지 못하고 티눈처럼 피부 속으로 파고들게 된다. 이때 티눈과의 감별이 중요한데 사마귀는 바이러스 감염에 의해 발생하는 반면에 티눈은 지속적인 압력이나 마찰에 의해서 발생을 한다. 그리고 사마귀는 표면을 깎으면 중심부가 딱딱하지 않고 모세혈관이 검은 점으로 보이는 특성이 있다.

세 번째로 얼굴, 목, 손등에 나타나는 작고 편평한 '**편평 사마귀**(flat wart)'가 있으며, 마지막으로 '**항문생식기 사마귀**(anogenital wart)'가 있다.

사마귀 바이러스는 피부 접촉을 통해 전파된다. 특히 손상된 피부를 통해 바이러스가 침투할 가능성이 높다. 그래서 손톱을 물어뜯거나 사마귀가 감염된 부위를 계속 만지는 경우 감염 위험이 높아진다. 면역 상태도 사마귀 감염에 영향을 주기 때문에 어린이나 면역력이 낮은 사람들에게서 발생 확률이 높은 것이다.

사마귀는 면역력에 영향을 받기 때문에 자연적으로 사라질 수 있다. 성인의 경우 사마귀의 호전속도가 느리고 수년 이상 지속되는 경우가 많지만 어린이나 청소년의 경우 치료하지 않더라도 보통 2년내에 저절로 없어지는 것으로 알려져 있다. 하지만 본인 피부에서 다른 부위로 전염이 될 수 있는 가능성이 높고 주위 사람들에게도 사마귀 바이러스를 전파할 수 있기 때문에 치료의 필요성은 있다.

병원에서 가장 많이 시행하는 방법은 앞에서 말한 통증이 심한 냉동치료다. 액화질소를 이용해서 사마귀 부위에 동상을 만들고 2주 후 정도 치료 부위가 가피로 떨어지면 그만큼 사마귀 크기가 작아지는 원리를 이용한 것이다. 장점은 치료 후에 세수나 샤워도 할 수 있고 치료 부위의 관리에 특별히 신경 쓰지 않아도 되지만, 단점은 큰 통증이다. 나도 치료를 하는 과정에서 손가락에 사마귀가 전염된 적이 있어서 스스로 냉동 치료를 해봤던 적이 있다. 그때 알았다. 아이들이 그렇게 우는 이유를. 그래서 많은 숫자의 손, 발 사마귀로 병원에 오는 아이들의 부모가 "선생님, 다 한꺼번에 치료 해주세요"라고 말하면 난 "엄마, 아빠가 이 치료 받아 보셔야 합니다. 너무 아픈 치료입니다. 나눠서 치료해도 괜찮아요. 그리고 잘 참은 아이 칭찬해 주세요"라고 대답한다.

하지만 냉동 치료를 반복해서 시행하다 보면 통증으로 인해 아이들은 병원에 오는 것을 꺼리게 되고 성인들은 치료 받은 당일 통증 때문에 제대로 일을 못하는 경우도 있다. 그래서 난 살리실산과 같은 화학적 박피제를 처방할 때가 많다. 대표적으로 베루말이라는 약이 있는데 약을 매일 바르면서 조금씩 족집게나 핀셋으로 뜯어내라고 설명을 한다. 사마귀는 각질을 두껍게 만드는 특성이 있기 때문에 그것보다 빨리 각질을 제거하는 방식으로 사마귀를 치료하는 것이다. 그리고 약을 도포한 부위에 접착력 강한 테이프를 붙이고 그 테이프를 눌러주면서 면역 반응을 유도하라고 설명하기도 한다. 또한 테이프를 떼어내는 과정에서 약물에 의해 파괴된 피부가 테이프에 묻어서 떨어질 수도 있기 때문이다.

또 다른 사마귀 치료법은 레이저로 제거하거나, 블레오마이신(bleomycin) 주사도 있고 광범위하게 퍼졌을 경우에는 면역요법을 시행하기도 한다.

치료를 하면서 반복하는 이야기가 있다.

"자연 치유될 가능성이 높으니 너무 걱정하지 마세요. 그리고 치료가 너무 고통스러우면 얘기해주세요. 통증이 없는 다른 방법을 시도해볼 수 있습니다."

사마귀의 경과와 치료 과정을 이해하고 있는 지금은 예전보다 사마귀 치료에 조금 더 여유가 생긴 것 같다. 조금 더 편안한 치료를 통해 병원에서 아이들의 울음소리가 줄었으면 좋겠다.

피부암, 점 모양이 이상한데 괜찮은가요?

7

진료실 문이 갑자기 열리면서 걱정스러운 얼굴의 환자가 들어온다.

"선생님, 제가 어제 우연히 손바닥의 점을 발견했는데 이거 괜찮은건가요?"

"선생님, 우연히 등을 봤는데 이상한게 보여서요. 이거 괜찮은가요?"

건강 프로그램이나 인터넷 자료 등을 보면 '점인줄 알았는데 피부암!!' 이런 제목의 내용을 접하는 경우가 있다. 위와 같은 질문을 하시는 분들 중 일부는 이런 기사나 TV 프로그램을 보거나 주위에서 그와 관련된 얘기를 들은 후에 방문하는 경우가 있다.

실제로 위와 같은 증상으로 내원한 사람들 중에 조직검사를 했을 때 피부암으로 진단 받은 경우가 있어서 여러 매체에서 보도되고 사람들에게 알려진 것이 조기 진단에 도움을 주는 것 같다.

그런데 대부분은 일반적인 점이거나 지루각화증, 사마귀 같은 경우라서 괜찮다고 안심시키며 진료를 마무리하게 된다. 하지만 실제로 피부암인데 그것을 제대로 진단하지 못하고 괜찮다며 치료하지 않거나 수술을 받아야 할 피부암을 점인 줄 알고 레이저로만 제거할 경우 나중에 더욱 악화되거나 진행하는 경우도 있어서 주의가 필요하다.

▌피부암의 종류
가장 흔한 피부암으로는 편평세포암, 기저세포암, 흑색종을 들 수 있다.

편평세포암(Squamous Cell Carcinoma, SCC)은 표피의 편평세포에서 발생하는데, 일반적으로 붉거나 각질이 있는 반, 궤양, 결절 형태로 나타나고 주로 과도한 자외선 노출이 원인이 되기 때문에 얼굴, 목, 손과 같은 노출 부위에 발생하는 경우가 많다.

피부암은 갑자기 하루 아침에 암으로 눈에 띄는 경우보다는 이상하게 상처가 오래 지속되는 경우라든지 기존에 있던 피부 병변이 서서히 변화되는 경우가 더 많다. 내 환자 중에도 광선 각화증이라는 질환으로 꾸준히 냉동 치료를 받는 백인 남성분이 계시다. 광선 각화증(Actinic keratosis)은 오랜 기간 동안 자외선(UV) 노출에 의해 손상된 결과로 발생하는 질환으로 서서히 편평

세포암으로 변화될 수 있어서 주의가 필요하다. 치료 받던 어느 날 좌측 뺨의 상처가 낫지 않고 지속된다는 보호자의 말씀에 조직검사를 시행했고 편평세포암이 발견되어 수술적 치료로 제거하였다.

두 번째로 기저세포암(Basal Cell Carcinoma, BCC)이 있다. 피부 표피의 가장 깊은 층인 기저층에서 발생하며, 피부에 투명한 작은 혹이나 상처가 치료되지 않고 남아있는 형태로 나타난다. 느리게 자라고 전이가 드물지만, 치료하지 않으면 주위로 확산될 수도 있다. 기저세포암은 자외선 노출이 많은 얼굴, 귀, 목, 두피, 손등과 팔 등에서 발생한다.

세 번째로 가장 위험한 형태의 흑색종(Melanoma)이 있다. 흑색종은 멜라닌 세포에서 발생하며, 초기에는 점처럼 보이지만, 시간이 지나면서 모양, 크기, 색깔이 변화하며, 불규칙한 경계를 가지게 된다. 흑색종은 자외선에 많이 노출되는 부위뿐만 아니라, 손바닥, 발바닥, 손톱 밑과 같은 자외선 노출이 적은 부위에서도 발생할 수 있다.

흑색종은 전체 피부암의 약 1%를 차지하지만, 피부암으로 인한 사망의 대부분을 차지하는 치명적인 암인데, 조기에 발견되지 않으면 빠르게 피부의 깊은 층으로 침투하고, 혈액이나 림프계를 통해 다른 장기로 전이되기 쉽기 때문이다.

▌점이 피부암으로 변화될 때 주의해야 할 사항 (ABCDE 규칙)
기존에 있던 점이나 새로 발생한 점이 피부암이 아닌가 해서 내원하신 분들에게 설명 드리는 ABCDE rule이 있다.

- **A**(Asymmetry, **비대칭**) : 점의 한쪽 절반이 다른 쪽과 대칭을 이루지 않는 경우.
- **B**(Border, **경계**) : 점의 경계가 불규칙하거나 흐릿한 경우.
- **C**(Color, **색깔**) : 점의 색이 균일하지 않고, 여러 가지 색이 섞여 있는 경우. 예를 들어, 갈색, 검은색, 빨간색 등이 함께 있는 경우.
- **D**(Diameter, **직경**) : 점의 크기가 6mm 이상인 경우.
- **E**(Evolving, **변화**) : 점이 크기, 모양, 색깔에서 변화를 보이는 경우.

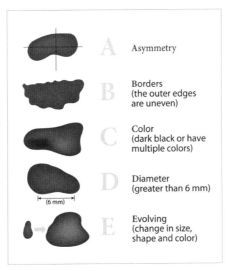

ABCDE rule

나는 내원하신 분들에게 이런 그림을 모니터로 보여드리며 이러한 소견들이 관찰될 때 조직검사를 한다고 말씀드린다.

그리고 수년 전부터 피부과 전문의들이 사용하는 도구가 있는데 그것은 더모스코피(Dermoscopy)다. 더모스코피는 피부 표면에 빛을 비추고, 특수한 렌즈로 확대된 이미지를 관찰할 수 있는 일종의 간단한 피부 현미경이다. 이 장비를 통해 피부 병변의 패턴, 색상, 경계 등을 상세히 관찰할 수 있어 피부암을 조기 진단할 수 있다. 특히 양성 병변과 악성 병변을 감별하는 데 사용하여, 점과 초기 흑색종을 구분하거나,

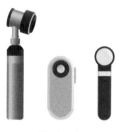

더모스코피

편평세포암과 광선각화증을 감별하는 데 유용하다. 예전에는 조직검사를 통해서만 확인했던 것들을 간단한 도구를 통해서도 어느 정도 감별할 수 있는 것이다.

더모스코피는 내가 대학병원에서 전공의나 전임의 생활을 할 때는 없던 장비인데 이제는 피부질환 진단에서 중요한 부분을 담당하고 있어서 시간을 들여 교육을 받고 공부를 해야만 한다.

피부암은 조기 발견과 예방을 통해 충분히 관리할 수 있는 질병이다. 일상 생활에서 피부암을 예방하기 위해서는 자외선 차단을 중심으로 한 생활 습관의 개선과 정기적인 검진이 중요하다.

• 자외선 차단

- 자외선은 모든 피부암의 주요 원인 중 하나로 SPF 30 이상, PA+++ 이상의 자외선 차단제 매일 사용을 추천한다.
- **정기적인 자가 점검**
  - 자신의 피부 상태를 정기적으로 점검하는 것도 중요한 예방법이며 새로운 점은 없는지, 기존의 점은 변화되지 않았는지 확인해본다.
- **병원을 통한 정기적인 검진**
  - 피부암 과거력이 있거나 가족력이 있으며 자외선 노출이 많은 사람은 매년 피부과 전문의를 찾아 더모스코피와 같은 기기를 사용하여 피부 병변을 평가받을 수 있다.

예전에 대학병원에서 피부암을 수술할 때 피부암이 너무 많이 진행된 상태에서 내원하셔서 안타까웠던 기억이 난다. 피부암은 조기 발견 시 치료가 비교적 쉽고 성공률이 높다. 따라서 정기적인 검진을 통해 피부 상태를 지속적으로 모니터링하고, 필요할 경우 더모스코피나 조직 검사를 진행하여 피부암을 조기에 발견하는 것이 매우 중요하다.

주사피부염?
그게 뭐예요?

8

진료실로 중년의 여성이 들어온다. 얼굴은 붉고 여드름처럼 뾰루지 같은 것들이 화장 안쪽으로 비쳐 보인다.

"원장님, 요즘 들어서 얼굴이 너무 자주 빨개져요"

"얼굴이 화끈거리고 뜨겁고 뾰루지 같은 게 자꾸 올라와요"

"피부는 당기고 건조해서 뭘 발라도 잘 안돼요"

임상 양상과 이러한 이야기를 들으면 피부과 의사는 주사피부염을 떠올린다.

"아무래도 환자 분은 주사피부염일 가능성이 높아요"

그러면 "주사피부염이요? 그게 뭐예요? 저는 술 못 마시는데요?" 이름 자체가 조금 생소하다. 술 먹고 주사가 있다라는 말은 들어봤어도 주사피부염이라니. 국어 사전을 찾아보면 '주사(酒邪)'는 술 마신 뒤에 버릇으로 하는 못된 언행을 얘기하고 주사피부염의 '주사(酒齄)'는 '술 주(酒)'와 '주부코 사(齄)'의 한자 조합이다. 음주와 상관없이 마치 술을 마신 듯 코가 붉고 부어오른다는 뜻으로 만들어진 단어인 것이다. 주사피부염의 영어 이름인 'rosacea'는 라틴어 'rosa'에서 유래하여 "장미처럼 붉다"라는 의미를 가진다.

이름에서 알 수 있듯이 주사피부염은 만성 염증성 피부 질환으로, 얼굴 중심부의 홍조, 발적과 구진, 농포 등을 특징을 보인다.

주사피부염의 정확한 발병 원인은 완전히 규명되지 않았으나 유전적 요인, 면역 시스템의 과민 반응, 혈관 이상, 자외선, 온도 변화, 스트레스, 술과 매운 음식과 같은 특정 음식 등 다양한 외부 자극이 영향을 주는 것으로 되어 있다. 연구에 따르면 주사피부염 환자의 피부에서는 피부 모낭에 서식하는 진드기인 모낭충(Demodex)의 과다 증식을 발견했으며 이로 인해 염증 반응이 더욱 악화되는 것으로 밝혀졌다.

주사피부염은 남자보다는 여자에서 주로 발생하며, 임상 증상은 다양해서 홍조, 모세혈관확장증, 빨갛게 오톨거리며 그 끝에 작은 고름집이 보이기도 하고 , 부종, 피부가 따갑거나 화끈거리는 느낌, 가려움증 등이 있다. 이 중에 얼굴의 가운데 부위에 발생하는 홍조가 주사피부염의 특징적인 소견이다. 언뜻 보면 여드름과 유사하게 보일 수도 있지만 면포(좁쌀 여드름)가 없다는 것이 여드름과 구별되는 점이다.

주사피부염은 완치가 어려운 만성 질환이기 때문에 증상을 완화하고 악화를 방지하기 위해 다양한 치료 방법이 사용된다.

무엇보다 환자에게 질환에 대한 이해를 시키고 치료 과정을 설명하는 것이 중요하다.

주사피부염에서 중요한 요소는 교육과 피부관리이다. 악화인자를 피하는 것이 필요한데 그중에 음식이 있다.

연구에 따르면 음식 습관을 바꿈에 의해 상당수의 환자들이 증상의 개선을 경험했다고 하는데 **주사피부염을 악화시키는 음식 중 첫 번째는 바로 알콜이다.** 음주를 하면 알콜의 대사물인 아세트알데히드나 아세톤에 의해서 히스타민이 나오게 되고 그 결과 주사피부염이 악화된다고 알려져 있으며, 술의 종류도 영향을 끼치는데 레드와인이 화이트와인보다 증상을 더 악화시키고, 그 다음으로 맥주, 마지막으로 증류주의 순서이다.

두 번째 악화음식은 매운 음식이다. 매운 음식 내의 캡사이신은 피부의 TRPV1 수용체를 자극하여 염증을 유발하고 홍조와 열감을 악화시킬 수 있다. 우리가 흔히 먹는 매운 음식은 대부분 뜨거운 음식이기 때문에 더욱 주사피부염을 악화시킬 수 있다.

세 번째는 신나말데하이드(cinnamaldehyde)이다. 토마토, 귤, 오렌지와 같은 시트러스, 초콜릿 등은 신나말데하이드를 함유하고 있어 주사피부염을 악화시킬 수 있다.

네 번째는 히스타민이 함유된 음식이다. 히스타민이 함유된 음식의 종류는 상당히 많은데, 예를 들어 숙성된 치즈나, 와인, 가공육 등에 포함되어 있고 혈관에 영향을 끼쳐 주사 증상을 악화시킬 수 있는 것으로 알려져 있다.

마지막으로는 기름진 음식이다. 중국에서 연구된 논문에서는 기름기가 많은 음식이 만성 염증을 유발할 수 있어서 주사피부염을 악화시키는 것으로 보고하고 있다.

카페인의 경우 혈관 수축 기능이 있어 주사피부염에 긍정적인 효과가 있다고 알려져 있지만 뜨거운 커피는 증상을 악화시킬 수 있으니 환자가 커피를 좋아한다고 하면 아이스 아메리카노를 추천한다.

진료실에서 이러한 설명을 드리면 "내가 좋아하는 음식 다 못먹네요", "그럼 뭘 먹어요?"라는 반응을 보이기도 한다. 그러면 난 일단 술은 백해무익하니 멀리하며, 맵고 뜨거운 자극적인 음식을 줄이는 것으로 시작해보자고 설명을 드린다.

음식에 이어 주사피부염 환자들은 물리적 자외선 차단제를 사용하고, 피부장벽의 보호와 건조함을 해결하기 위해 보습제를 자주 발라야 한다. 주사피부염은 민감한 피부를 가지고 있기 때문에 부드러운 세안제를 사용해야 한다.

주사피부염의 치료는 증상에 따라 다른데, 홍조의 경우 약물의 반응이 높지 못하지만 경우에 따라 carvedilol 같은 베타차단제를 사용하기도 하며, 주로 IPL이나 V-beam 같은 색소레이저를 사용한다. 구진과 농포에는 ivermectin 1%크림(수란트라 크림)이나 metronidazole 0.75%겔(로섹스겔)과 같은 국소도포제부터 doxycycline이나 minocycline과 같은 경구 항생제나 저용량 isotretinoin과 같은 피지억제제를 사용한다. 증상이 호전되면 서서히 용량을 줄여서 국소치료제로 유지를 하는 것이 좋다.

또한 주사피부염 환자들은 피부가 건조하고 민감하기 때문에 피부관리실에서 재생이나 보습관리를 해주면 도움이 된다.

　주사피부염은 호전된 것처럼 보이지만 여러 악화요인과 외부 환경에 의해서 갑자기 악화되어 내원하기도 한다. 그럴 때 환자들은 좌절하게 되고 우울해진다. 난 진료실에서 주사피부염 환자를 상담을 할 때는 이 질환을 고혈압과 당뇨와 같이 생각해 보자고 이야기를 한다. 그런 내과적 질환들과 달리 생명에 영향을 주지는 않지만 당뇨 환자들이 당뇨식이를 하며 혈당을 조절하는 것처럼 주사피부염의 악화인자를 피하고 생활 습관을 교정한다면 충분히 증상의 악화 없이 생활할 수 있을 거라고 말한다. 쉽지 않지만 삶의 질 향상을 위해서 노력해야 한다.

안드로겐성 탈모 치료의 전문가
피부과 의사

9

　피부과 진료실에서는 다양한 탈모 질환으로 내원하는 사람들을 볼 수 있다.

　사람 몸에는 대략 5백만 개 정도의 모발이 있는데 그 중에 머리카락은 대략 10만 개 정도로 추정하고 있다. 머리카락은 한 달에 1cm 정도 자라고 정상적으로 하루에 50~100개 정도 탈락하는데 매일 100개 이상 지속적으로 빠지게 되면 탈모를 의심해야 한다.

　머리카락은 단순한 신체 일부를 넘어 개인의 외모, 이미지, 자신감에 큰 영향을 미치는 요소가 된다. 풍성한 모발은 건강하고 활기찬 느낌을 주지만 가늘고 힘이 없는 모발은 피로하거나 나이가 들어보일 수 있으며 거기에 탈모까지 진행이 되면 더욱 늙어 보이게 된다. 탈모가 진행되면 자존감이 저하되거나 일부는 우울감까지 호소할 수 있다. 특히 젊은 연령층에서의 탈모는 심리적 스트레스가 크기 때문에 조기 치료와 관리가 필요하다. 또한 머리카락은 패션과 스타일을 표현하는 수단이 되는데, 단순한 신체의 일부가 아니라 자신을 표현할 수 있는 중요한 요소가 된다.

그래서 소득 수준이 높아지고 외모에 대한 관심이 높아질 수록 탈모 치료에 대한 관심은 커지게 된다. 한국과학기술정보원(KISTI)에서 발간한 '데이터분석으로 본 탈모화장품 산업'에서는 2025년에는 전 세계 탈모 시장이 211억 달러(약 27조 9680억원)까지 성장할 것이란 전망을 내놓기도 했다.

그럼 피부과 진료실에 방문하는 탈모 환자들에는 어떤 유형이 있을까?

▍안드로겐성 탈모 : 남성형 탈모

안드로겐성탈모는 대한모발학회에서 발표한 BSAP 분류법(basic and specific classification)으로 분류하고 있다. 가장 흔한 탈모 질환으로 남자에게 발생하면 대머리로 불리는 남성형 탈모, 여자에서는 여성형 탈모라 한다.

안드로겐성 탈모의 원인은 유전과 남성 호르몬의 작용이 있다. 탈모 환자를 진료하다 보면 탈모가 있는 아버지가 걱정되는 마음에 젊은 아들과 같이 오는 경우를 자주 보게 되고, 진료실에서 "아빠 때문이야"라며 부모를 원망하는 남학생을 볼 때도 있는데, 최근 남성형 탈모와 관련된 다양한 유전자들이 밝혀지고 있

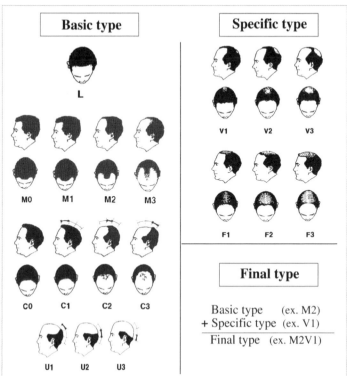

Fig 1. The BASP classification system. Four basic types (L, M, C, and U) and two specific types (V and F) are used in the BS classification. The basic types represent the shape of the anterior hairline, and the specific types represent the density of hair on specific areas (frontal and vertex). The final type is decided by a combination of the basic and specific type. It was named BASP for the *BA* in basic type and the *SP* in specific type.

BSAP 분류법(basic and specific classification)
(※ Won-Soo Lee etc, A new classification of pattern hair loss that is universal for men and women: Basic and specific (BASP) classification, J Am Acad Dermatol. 2007;57(1):37-46.)

다. 사실 나도 아버지가 대머리였고 내 모발이 가늘었기 때문에 어릴 때부터 '결혼하기 전에 대머리가 되면 안 되는데'라고 걱정을 했었다. 그리고 피부과 의사가 돼서는 '피부과 의사가 대머리여서는 안 되는데' 하고 생각했었다.

다시 원인으로 돌아가면, 체내에 있는 여러 안드로겐 중 테스토스테론은 모낭에 도달하여 5α-reductase에 의해 디하이드로테스토스테론(DHT)으로 변환이 되고, 이것이 모발의 성장을 억제하게 된다.

치료를 할 때는 먼저 환자에게 이와 같은 탈모증의 원인과 경과를 충분히 이해시키는 것이 중요하다. 대부분은 적절한 약물 치료로 진행을 멈출 수 있고 어느 정도는 다시 모발을 자라게 할 수 있다. 치료 시기가 중요한데, 탈모의 범위가 너무 광범위해지면 약물 치료의 효과가 떨어지기 때문에 조기에 치료를 하는 것이 중요하다. 현재까지 남성형 탈모증의 치료제로 공인된 약물은 바르는 약인 minoxidil, 경구약인 finasteride와 dutasteride가 있다.

Minoxidil

Minoxidil은 고혈압 치료제로 개발되었지만 부작용으로 털이 자라는 것이 관찰되어 바르는 발모제로 개발된 제품이다. 3%와 5% 제품이 있으며 탈모가 심하지 않거나 솜털이 많이 남아있는 경우 효과가 있고 경구약 복용을 주저하시는 분들에게 권할 수 있으며, 최소 3개월 이상 치료를 해야 효과를 느낄 수 있다. 치료의 단점은 나도 직접 발라봤지만 꾸준히 바르는 것이 어렵고, 도포하는 데 시간이 걸리기 때문에 바쁜 일상 가운데 아침, 저녁 바르는 것은 거의 불가능에 가깝다는 점이다.

Finasteride

Finasteride는 남성형 탈모증의 원인에 중요한 역할을 하는 5 α-reductase 2형 효소를 차단시켜 테스토스테론이 DHT으로 변화되는 것을 억제하여 탈모를 호전시킨다. 대표적인 약으로는 MSD의 프로페시아가 있고 다양한 국산약들도 나와있다. 이 약을 복용하면 90%의 남성에서는 탈모 진행이 중단되고, 60~70% 이상에서는 발모가 된다. 약물치료 후 2년까지 지속적으로 호전되다가 그 이후에는 안정화를 보인다. Finasteride는 원래 전립성 비대증 치료제로 나왔고 지금도 사용 중인데 초창기 탈모약이 비쌌을 때는 전립선 약을 처방 받아서 4등분 또는 5등분으로 잘라서 복용을 했던 적도 있었다. 하지만 여러 제약회사에서 복제약들이 나오며 가성비가 좋아졌고 가루에 접촉하면 가족들 건강에도 좋지 않기 때문에 그런 방법을 추천하지 않는다. 사실 나도 오랫동안 finasteride를 복용하고 있는데, finasteride가 없었다면 대머리가 된 상태에서 탈모 환자를 진료하고 있었을 수도 있다. 그만큼 이 약의 발견과 출시가 나에게는 큰 축복이 아닐 수 없다.

Dutasteride

다음 경구약으로 dutasteride가 있다. GSK의 Avodart가 대표적인 약으로 5α-reductase 1,2형 모두를 억제하게 되어 탈모 치료제에 사용하고 있다. Finasteride와의 비교에 관한 논문을 보면 두 경구약 모두 탈모 치료에 효과적이지만 dutasteride의 효과가 조금 더 좋은 것으로 알려져 있다.

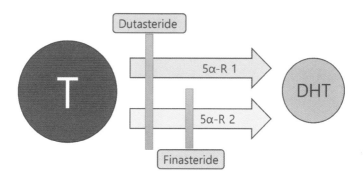

(그림, T: 테스토스테론, DHT: 디하이드로테스토스테론, 5α-R: 5α-reductase)

진료실에서 이 두가지 경구약에 대한 설명을 설명할 때 항상 듣는 질문들이 있다. 부작용은 이런 게 있다던데 괜찮을까요? 언제까지 먹어야 하나요?

경구 탈모약의 가장 잘 알려진 부작용은 성기능과 관련된 부분이다. 리비도 감소, 발기부전, 사정량 감소 등이 2% 이하에서 발생하지만 치료를 지속하면서 점차 감소되는 것으로 되어 있고 약물 치료를 중단하면 부작용이 사라지게 된다. 이러한 질문에 나의 개인적인 경험을 많이 이야기한다.

"저도 젊어서부터 약을 복용했지만 아이가 셋이나 됩니다. 걱정하지 마세요."

자녀를 준비하고 있는 남성인 경우에는 "걱정되시면 그 기간 동안 잠깐 약을 중단하셔도 괜찮아요"라고 이야기 하기도 한다.

또한 "언제까지 약을 먹어야 하나요?"라는 질문도 자주 받게 되는데, "탈모의 진행을 막고자 하신다면 계속 드셔야 합니다"라고 답변을 드린다.

모발이식수술

약물치료로 효과를 보지 못하거나 탈모가 너무 많이 진행된 경우에 뒷머리의 모발을 탈모 부위인 앞머리 부분에 이식할 수 있다. 모발이식수술은 탈모가 없는 여성이나 남성의 경우에도 헤어라인을 교정하는 목적으로 시행받을 수 있다. 남성형 탈모 환자의 경우 이식수술을 한 후에도 기존 모발과 이식된 모발의 유지를 위해서 경구 치료를 지속하는 것이 필요하다.

그 외의 치료

피부과에서는 탈모 환자에게 태반추출물, 아미노산, 펩타이드 등이 함유된 약제를 주사하는 메조테라피를 시행하기도 하고, PRP로 알려진 자가 혈소판풍부 혈장(platelet-rich plasma)이나 PDRN(polydeoxyribonucleotide)을 주사하기도 한다. 최근에는 주름 치료에 사용되는 보톡스 주사 방법이 탈모 치료에 사용되기도 하며 지방유래줄기세포 배양액이나 최근 스킨부스터로 많이 사용되고 있는 엑소좀을 도포하기도 한다.

또한 LED를 사용하는 Low-level laser therapy(LLLT), 피부 자극 후에 상처회복이 유도되면서 발모가 촉진되는 fractional laser 방법, 자기장을 이용한 치료 등이 병원에서 사용되고 있다.

안드로겐성 탈모 – 여성형 탈모

여성형 탈모는 여성에게 발생한 안드로겐성 탈모로 BSAP 분류의 F type에 해당이 되는데, 헤어라인은 유지되고 전두부의 탈모가 발생하는 특성이 있다. 머리카락이 가늘어지고 가르마가 넓어진다고 병원을 찾아온다. 안드로겐 호르몬 외에도 유전, 환경, 기타 호르몬 등 다양한 요소들이 복합적으로 관여하는 것으로 알려져 있고 남성형 탈모에 사용되고 있는 치료법들이 같이 사용되고 있다.

대표적으로는 앞에서 언급한 국소 미녹시딜이 있는데 효과는 입증되었지만 도포의 순응도가 떨어지는 경우가 많다. 이러한 문제를 개선하기 위해서 경구 미녹시딜 치료법이 최근 사용되고 있다. 연구에 따르면 경구 미녹시딜을 하루에 0.25mg~1.25mg 복용시 여성형 탈모에 효과적인 것으로 나와 있어 치료에 사용할 수 있다. 남성형 탈모에는 효과적이고 간편한 경구 치료약이 있는 반면에 여성형 탈모에는 그러한 치료법이 부족한 상황에서 경구 미녹시딜은 대안이 될 수 있다. 물론 얼굴의 다른 부위나 손등, 팔에 털이 두꺼워지는 다모증부터 두통 등의 부작용은 있지만 대부분 심하지 않은 편이다.

그 외에 남성형 탈모에 사용되는 finasteride나 dutasteride를 처방할 수도 있고, spironolactone과 같은 이뇨제가 항안드로겐 효과가 있기 때문에 여성형 탈모 치료에 사용되기도 한다.

여기에 L-시스틴(L-cystine), 약용 효모(medicinal yeast), 칼슘 D-판토텐산(calcium D-pantothenate), 케라틴(keratin) 등의 미량영양소

를 함유한 영양제도 피부과나 약국에서 판매를 하고 있는데, 효과는 있을 수 있지만 과학적인 근거 자료는 부족한 상황이다.

이렇게 남성, 여성형 탈모를 포함한 안드로겐성 탈모 치료는 바르는 약부터 먹는 약, 병원에서 하는 치료와 같이 치료 효과가 과학적으로 증명된 것부터 수많은 영양제나 헤어 제품, 홈케어 기기까지 셀 수가 없다. 오락프로에서 탈모를 희화화하기도 하지만 여기서 생각해야 할 부분은 탈모 환자들이 겪는 심적 고통과 고민이다. 그분들의 절박한 심정을 이해하고 가장 적합한 치료를 제안하는 것이 피부과 의사의 역할이라 생각한다.

병원에서 만나는
탈모 질환

$$10$$

1) 원형 탈모 (Alopecia areata)

"선생님, 미용실에 갔는데 탈모가 생겼다고 병원 가라고 해서
왔어요"

"최근 스트레스가 너무 심했는데 동전 모양으로 머리가 빠졌
어요"

원형 탈모는 비교적 흔한 질환으로, 두피에 하나 혹은 여러 개
의 원형 혹은 타원형 탈모반이 발생하여 병원을 방문한다. 전 인
구의 1.7% 정도에서 일생 동안 한 번은 원형 탈모가 발생하는
것으로 알려져 있고, 주로 성인에서 발생하지만 소아 환자들도
볼 수 있다. 탈모반은 대부분 두피에 발생하지만 눈썹, 턱수염,
음모 등 모발이 있는 어느 부위에나 생길 수 있다.

원형 탈모가 심해서 두피의 모든 모발이 빠지는 경우에 전두 탈모(alopecia totalis)라 하며, 전신의 모든 모발이 빠지는 것을 전신탈모(alopecia universalis)라고 한다. 대부분 개원가에서는 이렇게 심한 형태는 보기 힘들고 한두 개 정도의 탈모반을 주소로 내원하게 된다.

원형 탈모의 원인은 자가면역 질환으로 설명하고 있는데 모낭 주위의 백혈구인 T림프구에 의해서 발생한다. 즉, 우리 몸의 백혈구가 우리 모발을 공격해서 탈모가 발생하게 되는 것이다. 대부분 원형 탈모가 발생하는 경우 직장과 가정의 문제로 스트레스가 너무 심했다고 이야기하시는 환자분들이 많다. 아마도 이러한 스트레스가 면역체계의 균형을 깨뜨려 자가면역 반응을 촉진시킬 수 있다고 생각한다.

대부분의 원형 탈모는 자연히 회복되는 경우가 많아서 환자들에게 너무 걱정하지 말라고 말씀드린다. 한두 개의 탈모반이 있는 경우 스테로이드제를 도포하기도 하고 빠른 효과를 위해 피부에 스테로이드를 주사하기도 한다. 효과는 주사 후 바로 나타나는 것이 아니고 2~3개월 후부터 관찰할 수 있다. 탈모 부위가 많거나 넓으면 주사할 때의 통증 때문에 치료가 쉽지 않다는 것이 단점이고, 그것 때문에 소아 원형 탈모 환자에게는 시행하기 어렵다.

심하고 급격히 진행되는 탈모에서는 스테로이드제를 경구로 복용하기도 하고 탈모반이 광범위한 경우에는 대학병원에서 면역치료를 시행하기도 한다.

2) 휴지기 탈모 (Telogen effluvium)

"최근 들어 머리가 너무 무섭게 빠져요"라며 병원에 오시는 분들 중에, 최근 수개월 내 심하게 아파서 입원을 했거나, 수술을 한 경우, 출산, 심한 다이어트, 정신적 스트레스 후 급격한 탈모가 시작되는데 이러한 경우 휴지기 탈모인 경우가 많다.

모발은 생장기(anagen), 퇴행기(catagen), 휴지기(telogen)의 3단계 주기를 거치는데, 생장기는 3년, 퇴행기는 3주, 휴지기는 3개월 정도의 기간을 지속한다. 휴지기 탈모는 생장기 모발이 조기에 휴지기 모발로 이행하여 모발이 과도하게 탈락하는 것을 말한다.

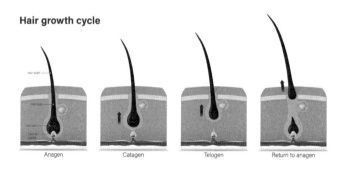

휴지기 탈모로 진단을 하게 되면 환자들에게 병의 경과를 설명 드리며 일단 안심을 시킨다. 전체 모발의 50%를 넘지 않고 수개월 내 회복되기 때문이다. 피검사에서 빈혈이 있다면 철분제 복용을 추천할 수 있고 다이어트 중인 여성분이라면 다이어

트를 중단하고 균형 잡힌 식사를 하시라고 추천 드린다. 임신 중에는 호르몬의 영향으로 임신 중 생장기 모발이 증가하는데 출산 후 생장기에 머물던 모발이 휴지기로 이행하여 탈모가 발생하게 되는 것이라서 자연스럽게 회복된다고 안내한다.

휴지기 탈모는 여성형 탈모와 치료가 다르기 때문에 감별이 중요한데, 여성형 탈모는 전두부의 모발이 감소하고 후두부나 측두부의 탈모는 없으며 모발 당겨보기 검사에서도 음성인 점이 차이점이다.

3) 발모벽 (Trichotillomania)

"우리 아이가 요즘 머리가 너무 많이 빠져요"라고 진료실에 오는 경우 의심해야 할 질환 중에 발모벽이 있다. 발모벽은 주로 소아에서 충동적으로 두피, 눈썹, 속눈썹을 뽑는 질환으로 다양한 길이의 모발이 남을 수 있고, 짧게 부러진 모발도 보인다.

진료실에 들어온 아이에게 발모벽이 의심될 때 아이에게 "머리를 뽑니?"라고 물어보면 대부분 안 뽑는다고 대답을 한다. 그럴 경우 아이는 대기실로 나가게 하고 부모님과 상담을 하게 되는데 최근 학교나 학원에서 스트레스가 심했다는 이야기를 듣게 될 때가 많다. 부모님에게 아이가 머리를 자주 건드리고 있는지 물어보게 되고 머리를 뽑지 않는 것이 치료법이기 때문에 개선이 안 될 경우에는 정신과적인 상담을 권유하기도 한다.

경증부터 중증까지 다양한 탈모 환자들을 만나고 치료하다 보면 우리 몸의 머리카락부터 발끝까지 소중하지 않은 것이 없고, 작은 질환부터 큰 질환까지 어떠한 부분에서도 건강함에서 멀어질 때 마음과 몸이 힘들어진다. 머리카락이 빠지고 그 결과 탈모반이 생겼다고 해서 건강하지 않다고 말할 수는 없지만, 온전하게 모발을 유지하고 있는 것 하나도 얼마나 큰 축복이고 감사함인지 느끼게 된다. 다른 피부 질환과 마친가지로 탈모 질환에서 피부과 의사의 역할은 모발의 회복을 통해 심리적으로 자신감과 안정감을 느끼게 해주는 것이라고 생각한다.

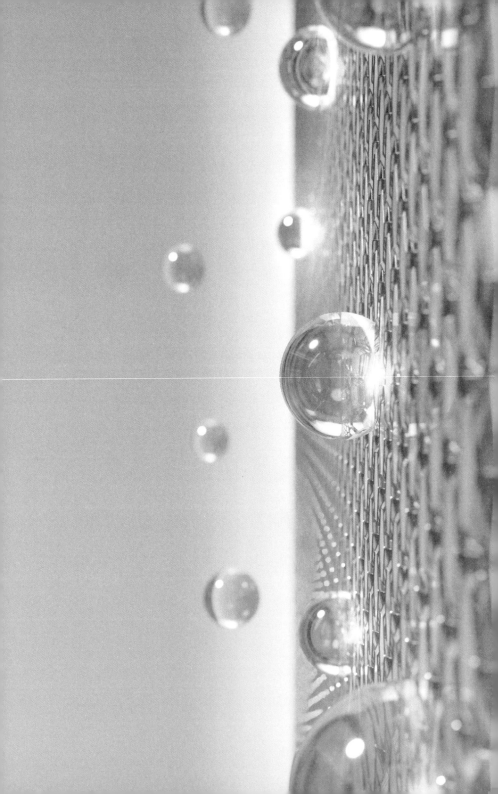

Chapter.4

피부과, 무엇이든 물어보세요

좋은
피부란?

1

"원장님은 피부가 정말 좋으시네요"

진료실에서 자주 듣는 말 중에 하나다. 아무리 내가 남자이고 점점 나이가 들어 내일 모레면 오십세를 바라보고 있지만 이런 소리는 자주 들어도 싫지 않다.

요즘 사람들이 가장 듣기 좋아하는 말 중에 '피부가 좋다'라는 말은 꼭 들어가는 것 같다. 여성들 모임에서 서로에 대한 피부 칭찬을 하면서 어색한 분위기를 개선하거나 이야기를 시작하기도 한다. 진료실에서도 피부 질환이나 여드름으로 마음 고생이 심한 환자들이 자기는 피부가 좋은 사람이 가장 부럽다는 이야기를 하기도 한다.

그러면 좋은 피부란 무엇일까? 우리가 좋은 피부라고 느낄 때는 무엇을 보고 그렇게 생각하고 얘기하는 것일까?

최근 논문을 보면 좋은 피부에 대한 정의를 이렇게 하고 있다.

좋은 피부란 나이에 비해서 건강하고 젊어 보이는 피부를 갖고 있는 것으로 여기에는 4가지 요소가 있다고 말한다.

1. 피부의 견고함 (Skin firmness)
2. 피부 표면의 균일함 (Skin surface evenness)
3. 피부 톤의 균일함 (Skin tone evenness)
4. 피부 광채 (Skin glow)

그래서 이 네 가지 요소가 균일하게 평균 이상이거나 두 세가지 이상이 탁월하다면 사람들은 피부가 좋다고 느끼게 된다.

피부의 견고함 (Skin firmness)

피부의 견고함은 탄력을 말하는 것으로 탄성(elasticity), 팽팽함(tightness), 보습(hydration)의 요소를 포함한다. 이런 것들을 회복시키고 강화하기 위해 피부과에서는 다양한 레이저, 초음파, 고주파, 보톡스, 필러 등의 시술과 피부 관리를 하게 된다. 또한 일상 생활에서도 자외선 차단을 꾸준히 하고 충분한 보습제를 사용하는 등의 관리를 통해 탄력을 유지할 수 있다.

피부 표면의 균일함 (Skin surface evenness)

균일함에 영향을 주는 요소는 모공의 크기, 피부의 건조함, 주름이나 피부의 라인들, 다양한 흉터, 모발, 여드름에서 보이는 블랙헤드나 염증 같은 것들이 있다. 따라서 여드름을 개선시키고 흉터나 주름을 치료하며 제모를 하는 등의 치료를 받는다면 피부의 균일함이 좋아져서 피부가 좋아질 수 있는 것이다.

피부 톤의 균일함 (Skin tone evenness)

피부톤에 영향을 주는 것은 흑색과 갈색의 색소와 혈관 확장과 홍조에 의한 붉은 색 등이 영향을 줄 수 있다. 그래서 나는 진료실에서 상담을 할 때 피부가 깨끗해지려면 피부 톤이 원래의 색으로 모여야 한다고 이야기를 한다. 즉, 갈색이나 검은색 잡티로 인해서 피부톤이 어두워지거나 혈관이 확장되어 붉어졌을 때 각각에 맞는 레이저를 사용해서 치료를 한다면 정상의 피부톤으로 색이 통일될 수 있는 것이다.

피부 광채 (Skin glow)

마지막으로 피부가 투명하고 반짝일 때 피부가 좋다고 느낄수가 있다. 피부에 수분이 충분할 때 가능한 것으로 이같은 효과를 줄 수 있는 치료는 다양한 스킨부스터나, 피부 관리, 적절한 화장품 사용 등이 있다.

이와 같은 내용을 보면 좋은 피부는 한 가지 개념만으로는 설명할 수 없고 좋은 피부를 갖기 위해서는 피부의 여러 층을 동시에 개선해야 한다는 것을 알 수 있다. 자외선 차단이나 금연, 피부에 좋은 음식 섭취와 같은 다양한 생활 습관 개선과 더불어 적절한 피부과 치료들이 좋은 피부 쪽으로 방향을 전환시킬 수 있다.

좋은 피부의 반대말은 나쁜 피부일까? 이런 표현은 듣기에도 좋지 않고 적절하지 않은 것 같다. 좋은 피부라는 표현보다는 깨끗한 피부, 건강한 피부라는 표현이 조금 더 정확한 것 같다고 생각이 든다. 그리고 그 반대는 나쁜 피부라고 표현하지 않았으면 좋겠고 오히려 '약화된 피부', '개선될 수 있는 피부' 같이 조금 더 순화되고 희망적인 용어로 얘기했으면 좋겠다.

모든 분들이 논문에서 말하는 것처럼 좋은 피부를 가질 수는 없다. 하지만 나를 만난 모든 분들이 그 전보다 피부가 탄력있고 매끈해지고 밝아지며 투명해졌으면 좋겠다.

피부에 좋은 습관,
피부에 안 좋은 습관

2

피부는 타고난다. 유전에 의해서 많은 요소가 결정이 된다. 좋은 피부, 맑은 피부, 자극에 강한 피부 모두 타고난 유전적인 요소가 있다. 하지만 부모에 의해서 타고난 피부도 어떻게 관리하느냐에 따라 나이가 들어갈수록 결과에서는 차이를 보인다. 마치 자동차를 어떻게 관리하느냐에 따라 10년이 지나도 잔고장이 적고 소음이 적으며 좋은 연비를 보일 수도 있고 그 반대의 경우도 있을 수도 있다.

이렇게 자외선 등 외부 요인에 의해 발생하는 노화를 외인성 노화라고 하는데 개인의 노력에 의해 예방 혹은 제어가 가능하기 때문에 타고난 피부를 더 건강하고 탄력 있게 유지하는 좋은 습관, 그리고 반대로 피부를 자극하고 노화를 촉진시킬 수 있는 나쁜 습관에 대해서 알아보도록 하자.

피부 건강에 좋은 습관

1. 자외선 차단제 도포

  얼굴 노화의 약 80%가 자외선에 의해 생긴다는 보고가 있는 만큼, 광노화를 예방하기 위한 제일 중요한 습관은 자외선 차단이다. 자외선은 피부에 강한 손상을 주어 주름과 기미, 잡티를 유발하며 피부암의 위험도 높일 수 있다. 따라서 매일 자외선차단제를 바르는 습관과 함께 자외선이 가장 강한 오전 10시부터 오후 4시 사이에는 가급적 야외 활동을 줄이고 외출을 할 때는 긴 소매 옷을 입고 선글라스를 쓰는 것이 좋다. 최근 젊은 사람들 사이에서 바디프로필을 찍을 때나 근력 운동을 하면서 같이 하는 인공 태닝도 피부 보호를 위해서 피해야 한다.

  자외선 차단제는 자외선으로부터 1차적으로 피부를 보호하는 가장 중요한 화장품인데, 과거 화학적 차단제로 불린 유기차단제(organic filters)와 물리적 차단제로 불린 무기차단제(inorganic filters)가 혼합되어 자외선A와 B를 차단하게 된다.

  자외선 차단제의 능력이라고 할 수 있는 자외선 차단 지수는 자외선 B의 경우 SPF(Sun protection factor)로 평가하고 자외선 A의 경우 PPD(Persistent Pigment Darkening Method)나 PA(Protection against UVA)로 평가한다. 일상 생활에서는 SPF 20~30, 야외활동이 많은 경우는 SPF 30~50, 여름철 해수욕장이나 스키장 같이 자외선이 강한 지역에서는 SPF 50 이상의 자외선 차단제를 선택한다.

2. 보습제 바르기

피부의 수분을 유지하는 것은 건강한 피부를 유지하는 데 필수적이다. 건조한 피부는 자극에 민감해지고 각질과 주름이 쉽게 생기기 때문이다. 피부 장벽이 손상되지 않도록 보습제를 충분히 발라 수분 증발을 차단하면 피부의 유연성을 유지하거나 회복시킬 수 있고 매끈한 피부표면을 유지할 수 있다. 자신의 피부 타입과 연령, 계절에 맞는 보습제를 선택하는 것도 중요한데, 지성 피부이거나 여름철에는 유분이 적은 수분 크림을 바르고 건성 피부를 가진 사람이나 겨울철에는 보습력이 높은 크림을 선택할 수 있다. 또한 세안 후 3분 이내에 보습제를 발라 피부의 수분이 날아가지 않도록 보호하는 것이 효과적이다.

3. 충분한 수면과 스트레스 관리

피부는 자는 동안 손상된 세포를 회복하고 재생하는 활동을 한다. 따라서 수면이 부족할 경우 피부의 회복 속도가 느려져서 피부에 그대로 드러나게 된다. 최소 하루 7시간의 수면을 유지하고, 일정한 수면 패턴을 만드는 것이 중요하다. 또한 스트레스는 코르티솔 같은 스트레스 호르몬을 분비하게 되는데, 이 호르몬은 면역 반응을 약화시키고 염증을 촉진하여 피부가 외부 자극에 더 민감하게 반응하게 된다. 그래서 스트레스가 심할 때 아토피 피부염이나 여드름, 건선과 같은 피부 질환은 쉽게 악화되는 양상을 관찰할 수 있다. 그리고 스트레스는 수면의 질을 떨어뜨려서 악순환의 고리가 만들어지게 된다. 따라서 운동이나 취미 활동, 명상 등을 통해 스트레스를 관리하는 것이 피부 건강에도 긍정적인 영향을 미치게 된다.

4. 충분한 수분 섭취

피부의 수분 함량을 유지하기 위해서는 외부에서 바르는 보습제뿐만 아니라 체내에서 공급되는 수분도 중요한 역할을 한다. 물을 충분히 섭취하면 체내 수분 보유량이 증가해 혈액 순환이 개선되고 피부가 더 촉촉해질 수 있는데, 일반적으로 성인 기준 1.5~2리터(8잔 정도)의 물을 마시는 것이 권장된다. 충분한 수분을 섭취하는 습관은 피부의 수분 유지와 피부 장벽 기능을 강화함으로 인해서 피부 보습, 노화 예방, 트러블 감소 등 여러 방면에서 피부 건강에 긍정적인 영향을 줄 수 있다.

그러면 반대로 피부 건강에 좋지 않은 습관은 어떤 것이 있을까?

피부 건강에 좋지 않은 습관
과도한 각질 제거

각질은 제거해야 하는 것일까? 라는 질문에 먼저 답해야 한다. 각질층은 정상 표피의 가장 상층에 위치하며 피부의 기계적 보호, 외부 환경으로부터 수용성 물질 흡수 및 수분 손실에 대한 피부 장벽의 역할을 담당한다. 피부과 의사는 기본적으로 각질 제거를 추천하지 않는다. 각질 제거를 한 직후의 매끈한 느낌에 만족할 수 있지만 각질은 계속 반복해서 생기게 되고 그것을 반복적으로 제거하다 보면 피부 장벽이 손상되기 때문이다. 각질은 아무런 조작을 하지 않아도 시간이 지나면 저절로 탈락을 하게 된다. 그래서 오히려 각질이 허옇게 보인다면 그것을 밀어낼 것이 아니라 건조함의 신호로 받아들이고 보습제를 도포할 것을 추천하게 된다.

2. 지나치게 빈번한 세안

이러한 습관도 피부의 장벽을 약화시킬 수 있다. 얼굴에 피지가 많이 생겨서 하루에 8~9번 이상을 세안한다고 하는 환자분도 계셨다. 보통 피부는 항상성을 유지하려는 성질이 있기 때문에 자주 세안을 하게 되면 오히려 부족한 유분을 보충하기 위해 피지 분비를 증가시킬 수 있다. 우리는 보통 세안 후 피부가 뽀드득거리는 소리를 듣는 것을 좋아한다. 하지만 이렇게 강한 클렌징을 하는 것은 피부의 자연 보호막을 손상시키는 원인이 된다. 추천하는 세안 방법은 하루 2회 아침과 저녁에만 가볍게 세안하고 약산성 클렌저를 사용하여 pH 균형을 맞춰주는 것이다.

3. 과도한 제품 사용

피부 관리에 대한 관심이 많아지고 다양한 정보와 제품이 많아지면서 오히려 과도한 제품의 사용이 피부를 손상시키고 있는 경우가 많다. 기초 단계로 토너, 에센스, 로션, 크림을 바르고 그 이후 선크림, 베이스 메이크업, 색조 메이크업까지 메이크업 단계까지 거치게 되는데 여기에 색조에 포함되는 컨실러, 아이 메이크업, 블러셔, 립 메이크업 등을 더하면 셀 수 없는 화장품이 얼굴이 발리게 된다. 하루 일과가 끝나면 이런 다양한 화장품을 2중 3중 세안으로 닦아내고 피부 보호를 위해 팩을 올린다. 그리고 자기 전에 기능성 화장품을 도포하는 것도 더해진다.

이런 사이클을 매일 반복하게 된다면 원래 건강했던 피부 장벽도 손상되고 말 것이다. 우리는 화장품 과소비의 시대에 살고 있다. 이런 시대에 가장 혜택을 보는 것은 우리와 같은 화장품 소비자가 아니라 화장품 회사일 것이다. 화장품 다이어트가 필요한 시대다. 그래서 나는 진료실에서 본인 피부에 맞는 기초 화장품 한 종류, 선크림, 잡티를 가릴 수 있는 BB 크림 정도를 추천한다.

4. 담배와 술

담배 안의 니코틴은 피부의 혈액 순환을 방해해서 피부로 가는 산소와 영양 공급을 줄이고, 담배 안의 수많은 화학 물질로 인한 활성 산소는 피부 세포를 손상시키며 콜라겐 분해를 촉진시킨다.

술은 이뇨 작용을 촉진하여 몸의 수분을 빼앗는다. 결과적으로 피부가 건조해지고, 생기를 잃게 된다. 또한 술을 마시면 염증 반응을 촉진하게 되고 숙면을 취하는데도 방해를 해서 여드름, 주사피부염, 아토피 피부염, 지루성피부염, 건선 등의 염증성 피부 질환도 악화된다.

이런 모습을 상상해보자. 바쁜 직장 여성이 새벽같이 일어나 화장을 두껍게 하고 매일같이 야근과 회식에 시달리다가 밤 늦게 들어와 3중 세안을 하고 12시가 넘어 잠을 자는 생활을 반복하고 있다. 그러면 평상시 건강도 상하게 될 것이고, 피부는 더욱 악화될 것이다. 몸에 안 좋은 모든 생활 습관은 피부에 좋지 않다. 피부 건강을 위해 잘 자고 잘 마시고 잘 먹고 잘 바르고 잘 지워야 한다.

피부 노화를
늦추는 법

3

진료실에서는 환자나 미용 치료를 위한 고객이 들어오면 이름, 성별, 나이를 전자차트를 통해 확인할 수 있다. 그때 어떤 분들은 실제 나이에 비해서 젊어 보이는 분들도 있지만, 반대로 나이에 비해서 더 늙어 보이는 분들도 있다. 피부과에 내원하시는 분들, 피부과 의사 모두의 목표는 한 살이라도 더 피부 나이를 젊게 만드는 것이다. 즉, 노화의 속도를 늦추는 것이다.

▌ 피부 노화와 염증

피부 노화는 내부적 요인과 외부적 요인에 의해 진행이 된다. 내부적 요인은 유전자, 호르몬 변화, 세포의 자연적 손상 등이 있으며, 외부적 요인으로는 자외선, 공해, 스트레스, 음식, 잘못된 생활 습관 등이 있다. 이 중에서 내부적 요인은 개인의 노력으로 되돌릴 수 없는 한계가 있지만 외부적 요인은 그렇지 않다. 이러한 외부적 요인은 만성적인 염증 반응을 통해 피부 노화를 촉진하는데 이것을 '염증성 노화(inflammaging)'이라고 칭하기도 한다. 이것은 나이가 들수록 염증 반응이 체내에서 증가하면서 노화가 가속화되는 현상을 말한다. 염증이 지속되면 피부 세포가 손상되고, 콜라겐과 엘라스틴 같은 피부 탄력을 유지하는 중요한 구조들이 파괴되어 주름, 탄력 저하, 색소 침착 같은 노화의 징후가 나타나게 된다. 따라서 염증을 줄이는 것이 피부 노화를 지연시키는 중요한 방법이 되는 것이다.

피부 염증을 줄이는 식습관

피부 건강을 위해서는 '항염증 식단'이 필수적이다. 염증을 악화시키는 음식을 피하고, 항산화 성분이 풍부한 음식을 섭취함으로써 피부 노화를 늦출 수 있다.

(1) 항염증 음식

항산화제가 풍부한 과일과 채소는 체내 염증을 줄이는데 중요한 역할을 한다. 비타민 C, 비타민 E, 베타카로틴 같은 항산화 물질은 염증을 억제하고 피부 세포 손상을 예방한다. 특히 녹차, 블루베리, 아몬드, 연어 등의 식품은 염증 완화에 도움이 된다.

(2) 염증 유발하는 음식 피하기

고당분, 정제 탄수화물, 트랜스 지방이 많은 음식은 체내 염증을 증가시키는 대표적인 원인이다. 이러한 음식들은 혈당을 급격히 높이고 인슐린 저항성을 유발하여 만성 염증을 촉진시킨다.

진료실에서 만나는 여드름 환자의 대부분은 청소년이다. 상담하면서 음식에 대한 얘기도 하게 되는데 난 이러한 얘기를 하면서 "네가 좋아하는 음식을 줄이고, 지금까지 먹기 싫어했던 음식을 잘 먹어야 해"라고 말한다. 여드름으로 고생하는 청소년들 외에도 우리는 너무나 많은 염증 악화 음식을 먹으며 살고 있다는 것을 인식해야 한다.

피부 염증을 줄이는 관리 요령

식단뿐만 아니라 피부 관리 방법 또한 염증을 완화하고 노화를 늦추는 데 큰 역할을 한다.

(1) 자외선 차단제 사용

자외선(UV)은 피부 노화를 촉진하는 주요 외부 요인 중 하나다. 자외선은 피부에 침투하여 염증 반응을 유발하고, 콜라겐과 엘라스틴을 파괴한다. 이러한 손상을 막기 위해 매일 SPF 30 이상의 자외선 차단제를 사용하는 것이 필수적이다.

(2) 보습 관리

피부 장벽이 손상되면 염증이 쉽게 발생할 수 있다. 히알루론산, 세라마이드, 글리세린 등이 포함된 보습제를 사용하여 피부의 수분을 유지하고 장벽을 강화해야 한다.

(3) 항산화 성분이 함유된 제품 사용

항산화제는 자유 라디칼(free radical)을 중화시켜 피부 손상을 줄여준다. 비타민 A, C, E, 니아시나마이드 등의 성분이 포함된 제품을 사용하여 피부 염증을 줄일 수 있다. 이러한 성분들은 피부톤을 개선시켜주고, 콜라겐 생성을 촉진시키는 효과도 있다.

피부 염증을 줄이는 생활 습관 개선

(1) 충분한 수면

수면 중에는 피부 세포가 재생되고, 손상된 부위가 복구된다. 수면이 부족할 경우 체내 코르티솔 수치가 상승하여 염증을 유발할 수 있다. 하루 7~8시간의 충분한 수면은 건강한 피부를 유지하는데 필수이다.

(2) 규칙적인 운동

운동은 혈액 순환을 촉진하고 피부에 영양분과 산소를 공급하여 세포 재생을 돕는다. 특히 유산소 운동은 염증성 사이토카인의 수치를 낮추고 스트레스를 완화하는 효과가 있어 피부 노화를 늦추는 데 기여한다. 그러나 지나치고 과격한 운동은 오히려 염증을 악화시킬 수 있기 때문에 적절한 운동을 꾸준히 하는 것이 중요하다.

손의 만성 습진 때문에 병원에 자주 오셨던 남성 환자분이 기억에 남는다. 부신피질 호르몬제와 자외선 치료 등을 시행했지만 질환의 특성상 호전과 악화가 반복되는 분이셨다. 이 분이 어느 날부터 병원에 방문하지 않으셨고 1년 이상이 지나 우연한 기회에 다시 만나게 되어 손 습진은 괜찮으신지 물어봤다. 그런데 이런 답변을 들었다.

"선생님, 제가 러닝을 시작하고 풀코스 마라톤까지 뛰게 되었는데 서서히 손 습진이 없어졌어요. 달리기가 정말 좋은 것 같아요"

이렇게 말씀하시는 것을 듣고 운동이 만성적인 염증을 조절하는 것을 실제로 진료실에서 확인할 수 있었다.

(3) 스트레스 관리

스트레스를 받으면 체내에서 코르티솔과 같은 스트레스 호르몬이 분비되어 염증 반응을 촉진하고 피부 장벽 기능을 약화시킨다. 아토피 피부염이나 지루성피부염, 여드름, 모낭염이 악화되어 내원한 분들의 많은 수가 "최근 스트레스가 너무 심하고, 잠도 잘 못 잤어요"라고 말씀을 하시는 것을 들을 수 있다. 스트레스를 받지 말아야지라고 결심한다고 해서 스트레스를 줄일 수 있는 것은 아니지만, 명상, 요가, 충분한 수면이나 운동 등 스트레스를 줄이는 노력을 하는 것은 염증 반응을 줄이는 데 도움을 줄 수 있다.

(4) 금연과 절주

담배는 염증을 일으키는 주요 요인 중 하나다. 니코틴은 피부의 혈류를 감소시키고, 피부 세포에 산소와 영양 공급을 저해하여 염증과 세포 손상을 유발한다.

술은 간의 해독 기능을 저하시켜 몸의 염증 물질이 축적되게 만든다. 특히 알코올은 피부를 건조하게 만들고 비타민 등 피부 건강에 중요한 영양소의 흡수를 방해하거나 고갈시켜 노화를 가속화할 수 있다. 누구나 알고 있는 백해무익한 담배와 술, 금연과 절주를 통해 피부 건강을 지키자.

피부 노화는 자연스러운 과정이지만 염증을 줄이고 적절한 관리 방법을 실천한다면 노화의 속도를 늦출 수 있다. 일상에서 시작할 수 있는 작은 생활 습관의 교정을 매일 실천하려고 노력하며 그것이 조금씩 모일 때 큰 차이를 만들 수 있다. 이것이 진정한 항노화(antiaging)라고 생각한다.

나는 어떤 시술을 하면 좋을까요?
정답은 고객에게 있다

4

진료 전 차트에는 상담하러 오신 분들의 고민거리가 미리 적혀 있다. 접수 직원이나 상담직원이 진료 전에 간단한 상담을 통해 메모를 해 놓기 때문이다. 화장을 하신 분들은 세안을 하고 정밀 사진을 찍은 후 진료실에 들어오신다.

색소나 주름, 탄력 등에 대한 문제를 어떻게 해결할 수 있는지를 하나씩 풀어내고 나는 현재 피부 상태에서 효과를 발휘할 수 있는 치료를 추천한다. 그리고 여러 질문에 답한 후에 진료를 마무리하려고 할 때 "그래서 저는 뭘 하면 좋을까요?"라고 물어보시는 분들이 있다.

이런 질문은 답하기 어려울 때가 많다.

미용 시술을 결정하는 데 영향을 미치는 요소가 워낙 많은데, 개인의 상황에 따라 달라지기 때문이다.

그래서 진료실과 상담실에서 특정 시술이나 치료를 권할 때 다음과 같은 사항을 고려한다.

▌개인의 미용 목표 및 필요

고민하고 있는 피부 상태를 정말 치료하고 싶어하는지, 그냥 어떤 치료를 하는지 알아보러 왔는지도 진료나 상담시에 파악을 한다. 치료를 통해 얻고 싶은 결과의 기대감이 너무 클 때도 주의해야 한다. 그리고 아무리 고객이 특정 시술을 원하더라도 현재 상태에서 필요하지 않다면 권하지 않아야 하고 더욱 도움이 될 수 있는 치료를 설명할 수 있어야 한다.

여기서는 고객의 심리나 감정도 읽어야 한다. 시술을 통해 더욱 돋보이고 자신감을 얻기 위한 욕구가 있기 때문에 치료가 그 욕구를 충족시키는 데 한계가 있다면 그것을 솔직하게 말해 주어야 한다.

▌예산

상담을 받으시는 분의 경제적인 상황도 고려해야 한다. 이 부분은 상담실에서 주로 이뤄지는데, 아무리 효과가 좋은 치료라도 예산 범위를 벗어난다면 무리해서 결정할 것을 권하지 않는다. 오히려 예산 안에서 효과가 좋은 치료를 권해드려야 한다.

▌개인의 상황

상담을 받고 치료를 받으시는 분들의 시간과 상황, 직업 등을 고려해야 한다. 예를 들어, 방학 기간에 외국에서 아이들과 잠깐 한국으로 오시는 분들의 경우에는 2주 간격이나 한 달 간격으로 하는 시술을 권할 수는 없다. 1회로 효과를 발휘할 수 있는 치료를 추천해야 한다. 직업상 매일 고객을 만나거나 강의를 하거나 화장을 해야 하는 분들은 진물이 나거나 테이프를 많이 붙여야 하거나 가피가 생길 수 있는 치료는 피해야 한다. 그런 치료의 경우 연휴를 이용해서 치료 일정을 다시 잡아야 한다.

의사와 고객의 성향

상담을 하면서 치료의 장단점과 받을 수 있는 시술들을 권해도 결정을 못하고 내게 그 결정을 미루는 사람들도 있다. 내 성격도 특정 치료의 결과에 대한 믿음이 있어도 그것을 강력하게 권하지 못하는 편이어서 치료를 추천해 달라고 할 때 난감한 상황이 발생하기도 한다. 내 마음 속에는 치료에 대해서는 최고의 결과를 얻기 위해 최선을 다해도 치료의 결과에 대한 책임을 피하고 싶은 속마음이 있는 것은 아닐까 생각을 하기도 한다. 하지만 그것보다는 아마도 내 성격이 상담을 받는 분을 내가 원하는 방향으로 이끌어가는 스타일이 아니기 때문일 거라고 스스로 위안해 본다.

유행 (미용 트렌드)

피부과의 특성상 빠르게 트렌드가 변화한다. SNS나 유튜브, 입소문 등의 영향으로 특정 장비가 갑자기 유명해지면 그 시술이나 장비에 대한 질문을 많이 받게 되고 치료를 결정할 때 그 유행을 따라가는 경우가 많다. 수년 전부터 필러에 대한 거부감은 커지고 콜라겐 합성을 촉진하는 쥬베룩이나 리쥬란 같은 스킨부스터에 대한 관심이 높아지는 것을 예로 들 수 있다. 그래서 상담을 할 때 이런 트렌드에 맞춰서 그 고객에게 도움이 될 수 있는 치료를 권하게 된다.

▌치료의 순서

만일 상담시에 한 가지의 문제가 아닌 여러 가지 고민거리를 상담할 경우에는 고객이 가장 크게 고민하고 있는 문제를 먼저 다루는 것은 당연하다. 하지만 그 부분의 치료 효과가 크지 않을 경우 효과를 가장 크게 볼 수 있는 시술을 먼저 추천할 수도 있다.

이렇게 상담을 통해 치료를 결정할 때 많은 것을 고려해야 한다. 여기서 가장 중요한 것은 상담과 치료를 받으시는 분에게 효과가 크고 지속성이 있는 시술을 권해야 한다는 점이다. 그리고 부작용이 적고 안전성이 높은 시술을 권해야 한다.

한 사람에게 효과가 좋은 치료가 다른 사람에게는 효과가 떨어질 수 있다. 상담시에 효과가 좋을 것으로 예상했던 치료도 실망스러운 결과를 만들 수도 있다. 그래서 상담시에 충분한 대화를 나눠야 하고 치료의 한계점에 대한 설명도 이뤄져야 한다. 그 후에 그분에게 가장 좋은 효과를 기대할 수 있고 예산에 맞는 치료를 결정하게 된다.

내 역할은 결정한 시술을 실수 없이 상담시에 기대했던 결과를 얻기 위해 최선을 다하는 것이다.

"그래서 저는 뭘 하면 좋을까요?"

"어려운 질문이지만 제 생각은 이렇습니다, 잘 들어주세요."

당신의 피부 타입은 무엇인가요?

5

"제 피부 타입이 뭔가요?"

"제 피부는 건성인가요? 지성인가요? 아니면 복합성인가요?"

의자에 앉자마자 이런 질문을 받을 때가 있다. 예전에는 이런 상황에서 당황하기도 했지만, 이제는 놀라지 않는다.

"제가 점쟁이가 아니라서 처음 만나자마자 피부 타입을 말씀 드릴 수는 없어요. 조금 더 대화를 나눠보고 여러 질문을 통해 피부 타입을 말씀드릴 수 있습니다."

예전에는 피부 타입이라고 하면 건성, 지성, 복합성, 민감성 이런 식으로 기술되어 있었다. 하지만 이러한 분류는 매우 단순하여 개인의 피부 상태를 충분히 반영하지 못한다는 문제가 있었다. 예를 들어, 지성 피부지만 동시에 민감성이 강한 경우나 건성 피부지만 색소침착이 잘 되는 경우 등 복합적인 피부 상태를 제대로 분류할 수 없는 한계가 있었다.

게다가 현대 스킨케어 시장은 개인 맞춤형 솔루션의 중요성이 점점 강조되고 있다. 각 사람의 피부마다 다르게 반응하는 성분이 존재하며, 이에 따라 각자에게 맞는 스킨케어 제품과 관리방법이 필요하다.

그래서 미국의 피부과 전문의인 레슬리 바우만(Leslie Baumann)박사는 바우만 스킨타입(Baumann Skin Type) 시스템을 개발했는데,이 시스템은 전통적인 피부 타입 분류 방식의 한계를 극복하고, 보다 정밀한 개인 맞춤형 스킨케어를 제공하기 위해 만들어졌다.

바우만 스킨 타입의 기본개념

바우만 스킨 타입을 설명할 때 최근 사람들이 성격 유형을 파악하는데 사용하는 MBTI에 비유하면 이해하기 쉽다. MBTI도사람의 성격을 4가지 차원 (외향/내향, 감각/직관, 사고/감정, 판단/인식)으로 나눠서 16가지의 성향이 나오는 것처럼, 바우만 스킨타입에서도 피부 특성을 건조하거나 기름진 상태, 민감성 여부, 색소침착의 유무, 주름에 대한 취약성 등으로 4종류의 얼굴피부 지표를 설정하였고, 이를 조합해서 16가지의 얼굴 피부 유형을 제시하고 이에 따른 관리 방법을 제안하였다.

얼굴피부 지표 네 가지는 다음과 같다.

1. 건조함과 기름짐 (Oily vs. Dry, O/D)
   - 피부의 유분 생산과 수분 유지 능력.

2. 민감성과 저항성 (Sensitive vs. Resistant, S/R)

   - 피부가 외부 자극에 얼마나 민감하게 반응하는가.

3. 색소침착 유무 (Pigmented vs. Non-Pigmented, P/N)

   - 피부에 색소침착이 얼마나 잘 일어나는가.

4. 주름의 여부 (Wrinkled vs. Tight, W/T)

   - 피부가 얼마나 주름이 잘 생기는가.

이 네 가지 지표를 통해 다음과 같은 16가지 조합을 만들 수 있다.

	Oily		Dry		
	Pigmented	Nonpigmented	Pigmented	Nonpigmented	
Sensitive	OSPW	OSNW	DSPW	DSNW	**Wrinkled**
	OSPT	OSNT	DSPT	DSNT	**Tight**
Resistant	ORPW	ORNW	DRPW	DRNW	**Wrinkled**
	ORPT	ORNT	DRPT	DRNT	**Tight**

본인의 바우만 스킨 타입을 알아보기 위해서는 MBTI와 마찬가지로 정해진 설문지에 답변을 해야 하며, 그 점수를 통해서 피부 타입이 결정된다. 우리나라 여성의 경우 OSNT가 제일 많고 그 뒤로 DSNT, DRNT가 많았다. 남성의 경우 OSNW가 제일 많았고, DSNW, DRNT 순서였다.

예를 들어, OSNT라고 할 때 유분이 많으며 민감하고 색소가 없으며 주름이 없는 피부라고 이해할 수 있다. 이러한 표현은 예전의 분류에 비해서 조금 더 피부상태를 자세하고 정확하게 나타낼 수 있어서 진료볼 때 기록하기 좋고 의료진이나 병원 직원들과 소통하기도 편하며 상담을 받는 분들에게도 피부 상태를 이해시켜 주기에 용이하다.

다만 설문지에 본인이 답하면서 결과가 나오는 바우만 스킨 타입의 특성을 고려할 때 자신의 피부를 어떻게 바라보느냐에 따라 결과가 달라질 수 있다는 약점이 있다. 그래서 진료나 치료, 관리시에 의사나 담당 직원을 통한 피부 타입에 대한 평가도 중요하다.

그리고 이러한 피부 타입에 따라 각자 추천하는 피부 관리 요령과 화장품이 달라지고 치료의 계획과 방향도 개별화하게 된다.

MBTI도 검사할 때 상황과 세월이 지남에 따라 다른 결과가 나오듯이 바우만 스킨타입도 고정된 것이 아니다. 예를 들어, 알레르기성 접촉 피부염으로 얼굴이 붉고 가려워서 내원하신 분은 처음에는 민감성 항목 S/R 중에 S로 기록해야 하지만 치료 후에는 원래 상태로 돌아가서 R로 바뀌게 되고, 젊었을 때는 피지 분비가 많았던 O type의 피부과 나이가 들어감에 따라 D type으로 바뀔 수도 있는 것이다. 또는 피지억제제 같은 여드름 약을 먹으면서 치료하는 경우 시간이 지날수록 건조해지면서 여드름이 좋아지기 때문에 OS type이었던 피부가 DR type으로 바뀌게 된다. 이렇듯 어떤 시기에 평가한 MBTI를 보고 그 사람을 단정하고 선입견을 가지

면 안되는 것처럼 바우만 스킨타입도 변화될 수 있다는 것을 알고 피부 상태를 파악하고 치료를 고려해야 한다.

같은 시술, 다른 가격?
편의점 커피냐 스타벅스냐, 그것이 문제로다

6

진료실에서 고객을 만나고 사진을 같이 보며 고민을 듣고 치료 계획을 세우면, "그런데 여기는 얼마예요?"라고 물어보시는 분들이 계시다.

그럼 나는 "가격 상담은 제가 하지 않고 밖에서 상담실장님이 설명해 드립니다."라고 말씀드리며 진료를 마무리한다.

상담 실장실에서는 시술이나 치료에 대한 추가 설명도 이뤄지지만 대부분 비용에 대한 설명을 하게 되고, 이 부분에서 실랑이까지 벌어진다고 한다.

"다른 병원에 비해서 이 병원은 똑같은 시술인데 왜 이렇게 비싸요?"

이럴 때 실장들은 우리 병원의 특별한 부분과 가격 차이가 나는 이유에 대한 설명을 해준다.

그 설명을 이해하시는 분들은 우리 병원의 고객이 되어 치료를 시작하게 되고, 납득하시지 못하는 분들은 돌아간다.

질환에 대한 보험 진료 영역은 국가, 자세히 말하면 건강보험심사평가원에서 진료와 치료 가격을 정해 놓았기 때문에 병원이 임의로 바꿀 수가 없다. 하지만 미용 진료 영역은 비급여 즉, 의료 보험과 관련이 없는 분야이기 때문에 병원마다 가격이 다르다.

그래서 우리 병원은 새로운 장비가 들어오고 시술이 결정되면 회의를 통해서 시술 비용을 정하고 오래된 시술이거나 가격 경쟁력이 떨어지는 것으로 느껴지면 중간에 시술 비용을 낮추기도 하고, 의료 서비스를 제공하는 시간이나 노력에 비해서 가격이 지나치게 낮게 책정 되었다고 판단될 때는 시술비를 높이기도 한다.

내가 지양하는 피부과의 형태는 일명 공장형 피부과이다. 보통 피부과 전문의 병원은 그런 형태를 보이지 않고, 대부분 미용 GP라고 하는 일반의들이 하는 시스템인데 의사들이 치료 방법을 선택하기보다는 고객 본인이 결정해서 가거나, 실장과 상담 후에 비용을 지불하는 병원의 형태다. 시술 비용이 굉장히 저렴한 장점은 있지만 의사가 본인의 상태에 대해서 진료 보기는 힘들고 그때마다 시간이 되는 의사들이 정해진 시술만 하고 나가는 방식이다. 즉, 공장의 컨베이어 벨트처럼 환자는 침대에 누워있고 상담 실장이 정해준 의사가 그 사람이 누구인지도 파악하지 못한 채 보톡스나 필러, 레이저 토닝, 울쎄라, 써마지 등의 시술을 하게 된다.

얼마 전에 제주도에서 두 분이 올라오셨다. "어떻게 이렇게 멀리서 오셨어요?"라고 물어보니, 여기서 써마지를 받아본 후 효과가 좋아서 제주도에서 받아봤는데 아무 효과가 없다고 하신다. 그래서 써마지 시술을 위해서 비행기를 타고 우리 병원까지 오셨고, 친한 동네 친구분까지 데리고 오셨다. 써마지 시술은 고주파를 사용한 탄력 치료이고, 장비의 특성상 시술시 뜨거움을 느끼는 것이 당연하다. 그런데 우리 병원에서 할 때는 화상을 입을 것처럼 뜨거운 순간도 있는데 제주도에서 할 때는 아무런 느낌이 없었다고 한다. 공장형 피부과에서 시술을 받은 분들에게 가끔씩 듣는 피드백 중 하나다. 시술을 하는 사람이 경험이 부족할 때가 많기 때문에 어느 정도 강도로 해야 효과가 있는지 몰라서 시술의 효과가 떨어지게 되는 것이다. 그래서 같은 이름의 시술을 하더라도 효과는 다르게 느낄 수 있다.

보톡스도 마찬가지이다. 20여 년 전 보톡스 시술의 초창기에는 수십만 원씩 하던 시술이 이제는 찾아보면 만 원이 되지 않는 곳도 있다. 정품 정량이라고 광고하며 이벤트 특가라고 홈페이지나 블로그, 인스타그램에 광고를 하는 공장형 피부과가 적지 않다. 하지만 개업 첫 달 할인 이벤트를 제외하고 우리 병원은 보톡스 비용을 낮추지 않았다. 그것은 나를 포함한 우리 병원 원장들의 시술에 대한 자신감이기도 하지만, 한 분 한 분 시술을 받는 분들의 주름과 근육의 움직임에 따라서 보톡스의 양과 부위를 결정하기 때문이다. 지난 번 치료에 대한 피드백을 듣고 다음 치료에서는 다시 용량을 조절하고, 불편한 부분이 있다면 그것을 해소하기 위해서 노력한다.

내가 추구하는 병원은 한 사람 한 사람에게 집중하는 피부과이다. 각 고객의 피부 타입은 어떠한지, 어떤 과거력이 있는지, 무엇이 필요한지를 같이 고민하고 치료를 결정하는 병원이다. 특정 치료를 했을 때 안 좋은 결과가 보이면 치료의 방향을 전환하기도 하고 중간에 다른 피부 문제가 발생하면 정해진 스케줄이 아닌 다른 시술을 진행한다.

나는 피부과 시술을 커피에 비교하기도 한다. 편의점에서 가장 저렴하게 아메리카노를 마실 수도 있고 또는 저가형 커피전문점에서 큰 사이즈의 아메리카노를 가성비 좋게 구입할 수도 있다. 반면에 조금 더 비용을 지불해서 스타벅스에서 마실 수도 있고, 바리스타가 내려주는 드립커피를 선택할 수도 있다. 똑같은 커피지만 맛이 다르고 공간이 다르고 서비스가 다르며 분위기가 다르다. 나는 자주 저렴한 커피를 맛있게 마시기도 하지만 혼자서 책을 보거나 사람을 만날 때 스타벅스의 공간을 활용하면서 커피를 마시기도 한다.

지금 우리 병원은 스타벅스 정도의 위치라고 생각한다. 스타벅스가 저가형 커피점들과 가격 경쟁을 하지 않는 것처럼 나도 공장형 병원과 가격 경쟁을 할 생각은 없다. 오히려 어떻게 하면 고객들에게 더 좋은 치료 결과와 서비스를 제공할 수 있을까를 고민한다. 그리고 난 조금 더 위를 바라본다. 바리스타가 내려주는 드립커피처럼 각 원두의 향을 느낄 수 있고 그 정성을 느낄 수 있는 그런 커피전문점과 같은 피부과 의원을 꿈꾼다.

피부과 장비도
진품과 복제품에 차이가 있나요?

7

"고객님께서 피부 탄력 때문에 고민이시라면 써마지와 같은 고주파 치료를 받아보시는게 좋을 것 같아요."

"저도 받고 싶은데 생각보다 가격이 높아서 조금 부담이 돼요."

"그러면 써마지와 비슷한 국산 장비 중에 올리지오나 텐써마도 있으니 한번 생각해보세요."

"그 장비들이랑 써마지가 차이가 있나요?"

진료실이나 상담실에서 이뤄지는 대화의 한 장면이다.

복제품의 존재는 오리지널 장비의 인기를 반영한다

피부과는 수없이 많은 미용치료 관련 장비들이 있고 그 장비들을 통해 치료 효과를 얻을 수 있는 진료과이다. 매년 새로운 장비가 쏟아지고 있어서 피부과 의사인 나조차 관심을 갖지 않으면 그 트랜드를 따라갈 수가 없다.

장비들은 조사되는 에너지의 종류나 파장에 따라서 분류할 수 있고, 각각의 장비들은 해당 기술을 최초로 개발한 제조사가 만든 오리지널 장비와 그것을 모방하거나 특허가 만료된 기술을 기반으로 만든 복제 장비가 있다. 복제품이 있다는 것은 그 오리지널 장비가 인기가 있다는 것을 의미한다.

오리지널 장비의 장점은 해당 기술을 최초로 개발한 제조사가 만든 장비로, 특허나 기술력이 보호된 상태에서 개발되었으며, 개발 전 수많은 임상 시험과 연구를 거쳤고, 전 세계의 수많은 사용자들이 사용하면서 안정성과 효과가 검증되었다는 장점이 있다.

대표적인 예로 단극성 고주파를 에너지로 사용하는 솔타의 써마지와 HIFU(High Intensity Focused Ultrasound)를 사용하는 멀츠의 울쎄라, 큐테라의 엑셀브이 플러스, 루메니스의 M22 스텔라 IPL 등이 있다.

오리지널 장비는 동시대에 최신, 최고의 출력과 기술을 보여주기 때문에 더 좋은 치료 효과를 기대할 수 있다는 장점이 있는 반면에 개발 비용과 유지 관리 비용, 그리고 대부분 미국이나 이스라엘에서 수입된 장비이기 때문에 병원에서 구입 가격이 비싸고 결과적으로 시술비용도 고가라는 단점이 있다.

이에 반해 복제 장비는 오리지널 장비에 비해 저렴하며 기능을 일부 추가하거나 시술 속도를 높이는 등의 개량을 통해 경쟁력을 보여준다. 국내의 다양한 레이저 제조 회사들이 써마지의 수요층을 타겟으로 한 올리지오, 텐써마, 볼류머, 덴써티 등을 개발해서 판매하고 있고, 울쎄라의 경우도 슈링크 유니버스, 브이로, 텐쎄라, 리니어펌, 리프테라 등의 이름으로 다양한 복제 장비가 판매되고 있다.

장비의 구매 가격과 소모품 모두 저렴하기 때문에 시술 비용도 낮다는 장점이 있고 대부분 국내 제조를 하고 있기 때문에 유지 보수 비용 또한 합리적이다. 단점으로는 각 제조사와 장비마다 차이가 있어 일반화할 수는 없지만 출력이 떨어질 때가 있어 결과가 미흡하거나 안전 문제가 발생하는 경우도 있다. 하지만 국내 제조사의 장점은 빠른 피드백과 장비의 수정으로 지속적인 업그레이드가 되어 성능의 격차가 줄어들고 있는 것이 현실이다.

그렇다면 오리지널 장비와 복제 장비가 차이가 있을까?

결론부터 말하면 차이가 있을 수도 있고 아닐 수도 있다.

피부과 시술을 요리에 비교한다면 장비는 요리도구에 해당한다. 비싸고 좋은 요리도구가 있어도 그것을 누가 사용하는가에 따라 요리의 결과물, 음식의 맛은 달라진다. 내가 아무리 좋은 독일제 칼을 써서 음식을 해도 이연복 씨가 국산 칼을 사용해서 만든 요리가 보기에도 좋고 더 맛있을 것은 자명한 사실이다.

즉, 시술자가 장비를 제대로 이해하지 못하고 그 장비의 장점을 충분히 활용하지 못하며 잘못 적용했을 때는 아무리 비싼 장비라고 해도 그 효과를 볼 수가 없는 것이다. 그래서 제일 중요한 것은 시술하는 의사의 실력이라고 말할 수 있다.

다만 시술을 반복하다 보면 조금 더 좋은 장비를 사용하고 싶다는 욕구가 생기게 된다. 최고의 결과를 만들고 싶다는 욕심이 생기기 때문이다. 마치 음식점의 쉐프가 자기 손에 딱 맞는 칼을 가지고 음식을 만들고 싶다는 욕심과 같다고 생각한다. 쉐프가 그 칼의 날카로움을 신뢰하고 적당한 힘을 사용해서 음식 재료를 썰 듯이 의사도 그 장비의 효과와 안정성을 믿고 시술하게 된다.

　　만일 오리지널 장비를 사용한 시술 비용이 국산 복제 장비를 사용했을 때보다 두 배 정도 비쌀 때 "효과도 두 배 좋을까요?"라고 질문한다면 난 아니라고 대답한다. 오리지널 장비의 효과에 대해서는 신뢰할 수 있지만 복제 장비는 신뢰할 수 없다고 말하기도 어렵다. 시술 비용은 장비의 가격과 소모품 비용, 시술 시간 등 모든 것을 고려해서 책정한 것이기 때문에 선택의 몫은 소비자에게 있다.

　　우리는 어떤 전자제품을 사거나 음식을 먹을 때도 선택을 한다. 같은 종류의 전자제품이라도 브랜드의 차이를 인정하고, 같은 음식이라도 식당과 요리사에 따른 가격의 차이를 인정한다. 의료 장비도 오리지널 브랜드가 있고 복제 브랜드가 있으며 소비자에게 선택을 받기 위해 장비 제조사는 최선을 다해 노력하고 있다. 그리고 피부과 의사는 고객에게 시술에 대해서 상담할 때 장비의 차이점과 장단점을 충분히 설명해야 하며, 선택된 장비로 최고의 결과를 얻기 위해 최선을 다해야 한다.

피부과 의사는
어떤 피부과 시술을 받고 있을까?

8

진료실에서 어떤 여성 고객들이 내 얼굴을 빤히 바라본다. 내가 설명하는 동안에도 내 설명에 집중하는 것보다 내 얼굴을 보고 있는 것만 같다.

그러다가 내게 말을 건다.

"원장님은 무슨 시술 받으세요?"

"뭘 하시길래 이렇게 피부가 좋으세요?"

그런 질문을 받을 때 내 머리 속은 약간 복잡해진다. 사실 받고 있는 시술이 별로 없기 때문이다.

하루 종일 진료가 바쁘다보면 나를 챙기는 것이 상당히 힘들다. 내 피부 상태를 보면 무엇이 필요하다는 것은 알고 있지만 시술을 받을 시간조차 따로 내기가 쉽지 않다. 하지만 감사하게도 난 시술을 받지 않아도 남들에게 "무슨 시술을 받고 있나요?"

라고 질문을 받을 정도로 좋은 피부를 부모님께 물려 받았다. 아버지의 하얀 피부와 어머니의 깨끗한 피부. 그래서 피부과 의사를 한다는 것이 나에게는 내가 부모님께 받은 재능을 활용하는 것이기도 하다. 내 피부를 보여주는 것만큼 좋은 영업 전략도 없기 때문이다.

하지만 아무리 타고난 피부를 가지고 태어났다고 하더라도 관리를 하지 않으면 시간의 흐름에 따른 노화와 자외선과 같은 외부 요인에 의한 노화를 막을 수 없다. 가끔씩 피부 진단 사진기를 통해 내 피부 상태를 확인해 보면 다수의 흑자와 같은 잡티와 편평 사마귀, 주름을 확인할 수 있다. 그래서 환자나 고객에게 상담시 좋은 모습을 보여주기 위해서도, 그리고 치료 전후의 사진을 보여주기 위해서도 내 피부를 치료하고 관리해야 할 필요성을 느끼게 된다.

▌내가 받고 있는 치료
▌내가 정기적으로 받고 있는 가장 대표적인 치료는 보톡스다. 주름이 깊어지는 것을 예방하기 위해서다. 한 번 깊어지고 그것이 흉터처럼 파이게 되면 치료를 하더라도 원래의 모습으로 회복하기는 어렵기 때문이다. 그래서 이마나 미간, 눈가 주름이 보인다고 느껴지면 주기적으로 보톡스 시술을 받는다. 보톡스를 맞고 나면 주사 바늘 자국이 보이기도 하고 초반에는 이마도 무겁고 웃을 때도 부자연스러운 느낌이 들기도 하지만 1~2주 내로 주름이 펴지고 이마가 반짝거려서 상담하시는 분들에게 좋은

모습을 보여줄 수 있다. 그리고 진료 중에 보톡스 시술에 대해서 설명할 때 내 얼굴을 대상으로 근육의 움직임이나 피부의 반짝거림 등 보톡스의 장점에 대해서 설명하기 편하다.

두 번째는 색소치료다. 노화의 과정으로 얼굴에 흑자와 같은 잡티가 발생하고 눈에 띄게 되면 레이저 치료를 받는다. 이것 역시 치료 전후 과정을 촬영하고 상담하시는 분들에게 결과를 보여줄 수 있기 때문에 색소 상담을 할 때 조금 더 수월하게 설명드릴 수 있다. 병원에서 근무 하시는 여자 원장님들은 서로 토닝 레이저와 같은 시술을 해주면서 피부톤도 유지하고 계시는데 난 바쁘다는 핑계로 눈에 띄는 잡티가 있을 때만 시술을 받고 있다.

세 번째는 각종 치료 장비나 시술 테스트이다. 피부과는 항상 새로운 장비가 만들어지고 새로운 주사제 등이 개발되어 소개되는 영역이다. 더 좋은 치료 결과를 위해서 항상 새로운 레이저 장비, 시술 등에 대해서 알아보고 공부를 해야 시대의 흐름에 뒤처지지 않을 수 있다. 그런 새로운 장비를 병원에 도입하기 전 한두 차례 테스트를 하게 되는데, 그럴 때 보통 원장이나 직원, 가족을 대상으로 테스트하게 된다. 다른 원장님을 통해서 내 얼굴에 레이저를 쏜 후 통증이 어느 정도인지, 효과가 어느 정도인지도 느껴보고, 얼굴에 필러나 다른 스킨부스터를 주사해 보고 결과를 지켜보기도 한다. 그렇게 해야 환자나 고객에게 준비되지 않은 상태에서 시술할 때 발생할 수 있는 부작용이나 실수를 줄일 수 있고, 상담할 때 설명하기 편해진다.

내가 받고 싶은 치료, 받을 예정인 치료

조만간 받을 예정인 치료는 얼굴과 목에 생긴 편평 사마귀 제거이다. 사마귀는 바이러스성 질환이라서 쉽게 감염될 수 있는데, 아마도 환자의 치료 과정에서 옮았을 수 있다. 사마귀는 워낙 작게 생기기 시작하지만 크기가 커질 수도 있고, 자세히 거울로 내 얼굴을 보면 자잘하게 작은 사마귀들을 눈꺼풀 주위나 목에서 발견할 수 있다. 레이저로 간단히 제거할 수 있지만 내가 혼자서 하기는 어려워서 빠른 시간 내에 다른 원장님에게 치료를 부탁할 생각이다.

두 번째 내가 받고 싶은 시술은 울쎄라나 써마지 같은 정기적으로 받을 수 있는 탄력 치료다. 시술을 하다 보니 어떤 치료가 좋은지 알게 되는데 울쎄라, 써마지는 시술 후 고객들의 반응도 좋고 그 결과도 내가 느끼게 되는 치료 중 하나다. 자주 하지 않아서 좋고, 노화로 인한 피부의 처짐이나 얇아짐을 회복시키거나 예방할 수 있다.

세 번째는 여러 종류의 스킨 부스터들이다. 대표적으로 쥬베룩은 피부의 재생을 촉진시키고 콜라겐 합성에 도움을 주기 때문에 진료실에서도 추천을 하고 자주 시술하게 되는데, 나 역시 받고 싶은 치료 중 하나다. 시술 직후에 부종도 생기고 일부 멍도 들 수 있어서 주저하게 되기는 하지만, 시간만 허락한다면 언제든 받고 싶다.

아침에 진료가 시작되면 끝날 때까지 시간 여유가 별로 없다는 것이 직접 다양한 피부과 시술을 받지 못하고 있다는 핑계가 될 수는 있다. 하지만 고객에게 치료에 대해서 설명을 하고 설득시키기 위해서는 내가 직접 시술을 받고 그 효과를 체감할 때 더욱 강한 설득력을 보여줄 수 있다. 피부과 의사로서 나의 노화를 늦추고 되돌리기 위해서 그리고 상담 받거나 치료 받는 분들에게 나의 좋은 모습을 보여드리기 위해서 앞으로도 꾸준히 좋은 피부를 관리해야 함을 느낀다.

피부과 의사가 생각하는
가성비 높은 시술, 낮은 시술

9

미용 치료를 위해 피부과에 내원하신 분들은 본인이 특정 치료를 받고 싶어서 오신 분들도 있고 나이 들어가는 피부를 보며 무엇인가를 받아야 하는데 그 해답을 모르기 때문에 상담을 위해서 오시는 분들도 있다. 피부과 의사는 이런 상황 모두 고려해 가장 적합한 치료를 권해드려야 하는데, 여기서 감안해야 할 부분이 가성비다. 즉, 여러 치료 중에서 같은 가격 대비 최상의 결과를 얻을 수 있는 치료를 권해드리는 것이 의사로서 보람도 크고 의사와 환자 사이의 관계를 위해서도 중요하다. 특히 피부과에 처음 와 보신 분(미용 치료 상담이 처음인 분)일수록 더욱 세심한 상담이 필요한데, 그것은 처음의 치료 경험이 만족스러울수록 재방문의 확률이 높아지기 때문이다.

내가 생각하는 가성비 높은 치료는?

주름 보톡스

주름 보톡스는 짧은 시술 시간에 비해 큰 효과를 볼 수 있는 대표적인 시술이다. 특히 이마, 눈가, 미간 부위의 주름에 주사를 가장 많이 하는데 보톡스 시술은 주름을 빠르게 완화해주며, 시술 직후 수일 후부터 변화가 눈에 띄게 나타나면서도 부작용이 적어 만족도가 높다. 또한 유지 기간도 4~6개월로 꽤 길고 무엇보다 최근 국산 보톡스의 보급으로 가격이 많이 낮아졌기 때문에 가성비 높은 치료라고 말할 수 있다. 보톡스 시술을 받는 분들 중에 "어차피 몇 개월 지나면 다 풀리잖아요?"라고 질문하는 분들도 있다. 하지만 어떤 고가의 치료라도 효과가 영구히 지속되는 것은 없으며, 보톡스는 1년에 2~3차례 간단한 시술만으로 노화의 진행을 느리게 만들 수 있다는 장점을 가지고 있어서 진료실에서 자주 추천하게 된다.

턱 및 침샘 보톡스

두 번째로 추천하는 가성비 높은 시술 역시 보톡스인데 그 중에 턱과 침샘에 주사하는 보톡스 시술이다. 우리가 정면에서 얼굴을 바라볼 때 턱 근육의 발달로 인해서 얼굴이 넓어 보이는 사람들이 있다. 그런 경우에 보톡스를 주사하면 근육 위축 효과로 인해서 턱 근육이 작아지고, 결과적으로 얼굴이 작아지는 효과를 느낄 수가 있다.

또한 귀 밑과 턱 뒤쪽이 불룩하게 올라와서 얼굴이 넓어 보이는 사람들이 있는데, 그런 경우는 턱 근육이 아니라 침샘(이하선)의 비대로 인해서 발생한 현상이다. 이런 경우 침샘 보톡스를 통해서 볼륨을 줄일 수 있다. 결과적으로 턱과 침샘 부위에 보톡스를 주사함으로 인해 고가의 리프팅 시술이나 수술적인 치료를 하지 않아도 날렵한 얼굴선을 가지게 되는 효과를 얻을 수 있게 된다.

제모 레이저 시술

세 번째로 추천하는 치료는 레이저 제모이다. 레이저 제모는 매일 면도를 하거나 왁싱과 같은 자극적인 제모 방법에 의존하지 않아도 되고 장기적으로 영구적인 제모 효과를 얻을 수 있는 장점이 있다. 특히 겨드랑이, 팔, 다리와 같이 상대적으로 모발의 밀도가 떨어지고 모발이 가는 부위의 제모는 많은 치료 횟수를 필요로 하지 않아서 비용 대비 효과가 좋다. 이에 비해 남성의 수염은 모발이 두껍고 밀도가 높아 시술시 통증이 심하고 많은 치료 횟수가 필요하다는 단점이 있다. 하지만 제모가 되었을 때 매일 아침 면도에 소비하는 시간을 줄일 수 있고 피부톤이 깨끗해지는 느낌을 얻을 수 있기 때문에 제모 레이저는 많은 남성들에게 추천하는 시술 중 하나이다.

흑자, 사마귀, 점 제거

네 번째로 추천하는 가성비 높은 치료는 한 번의 치료로 제거

가 가능한 혹자, 사마귀, 점 등의 치료이다. 피부톤을 떨어뜨리는 요소 중 가장 흔한 색은 갈색이나 검은색의 병변인데, 그것들이 만일 단 한 번의 치료로 제거된다면 가성비가 높다고 말할 수 있다.

다만 혹자의 경우는 치료의 결과가 다양해서 레이저 시술 후 몇 개월간 색소가 더 진해지는 부작용을 겪기도 한다. 그래서 더욱 상담시에 주의를 기울여야 하고, 부작용의 가능성을 충분히 설명한 후에 동의를 구하고 치료를 하게 된다.

사마귀나 점의 치료는 조금 더 분명한데, 주로 CO_2레이저로 불리는 탄산가스레이저를 사용해서 사마귀나 점을 태우는 방식으로 치료하게 된다. 그 결과 거울로 보이던 사마귀나 흑갈색의 점이 바로 없어지게 되어 만족도가 높다.

내게 잘 맞고 원하는 치료

마지막으로 가성비가 높은 치료는 지금 현재 나에게 가장 필요하고 제일 잘 맞는 치료이다. 내가 거울을 볼 때마다 가장 고민하는 것, 그리고 내가 제일 신경 쓰고 스트레스 받는 것, 그것을 치료받는 것이 가장 중요하다. 하지만 고민하는 피부의 문제가 상대적으로 해결하기 어렵지 않고 긴 시간과 큰 비용이 들지 않아야 한다. 고민하는 부분을 중심으로 상담을 받으며 그 중에 치료 비용이 높지 않고 쉽게 결과를 얻을 수 있는 치료를 먼저 선택하는 것이 좋다고 생각한다. 주위 지인이 추천한다고, 가격이 저렴하다고 해서 내가 생각해보지도 않은 치료를 무작정 받는 것은 현명한 선택이 아니라고 생각한다.

내가 생각하는 가성비가 떨어지는 치료는?

가성비가 나쁜 시술은 주로 비용이 높지만 효과가 미비하거나, 치료 기간이 길고 유지가 어려운 경우에 해당한다.

기미 치료

기미는 난치성 색소질환 중 하나로, 내가 가장 어려워하는 색소질환이다. 얼굴의 색소 문제로 내원하시는 분들 중에 기미는 높은 빈도를 보이지만 진료실에서 상담할 때 치료를 적극적으로 권하지 못한다. 일시적으로 좋아질 수는 있지만 재발이 흔하고 여러 악화요인들에 의해 민감하게 반응하기 때문이다. 그래서 기미 치료는 끝이 없고 꾸준히 관리를 해야 한다는 점에서 가성비가 낮다고 할 수 있다.

모공 치료

모공은 피부 상태, 피지 분비량, 유전적 요인 등 다양한 원인에 의해 영향을 받기 때문에 모공을 좁히는 시술은 한계가 있다. 모공은 흉터와는 달리 정상적인 구조물이기 때문에 일시적으로 좁아질 수는 있지만 다시 늘어나는 특성이 있어서 치료를 통해 만족을 느끼게 하기 힘든 특성이 있다. 그래서 시술 후에도 지속적인 관리와 치료가 필요하다는 점에서 비용 대비 효과가 낮다는 평가를 받는다.

게다가 욕심을 내서 치료를 강하게 할 경우 피부가 민감해지는 부작용을 겪을 수도 있으므로 모공 때문에 상담을 할 때는 결과와 부작용, 치료의 한계에 대해서 더 자세하게 설명을 하고 있다.

개인 피부에 맞지 않는 시술

이전에 기술한 가성비 높은 시술의 반대 경우에 해당한다. 어느 순간 거울을 볼 때 예전 같지 않은 피부 상태를 발견한 후 무엇이든 피부 시술을 받아야한다는 생각에 피부과에 방문한 분들이 많다. 이때 조금 더 신중하게 상담을 받고 치료를 선택할 필요가 있다. 고가의 시술이라고 해서 무조건 좋은 결과를 보장하지 않으며, 다른 친구들이나 지인이 좋은 결과를 얻었다고 해서 본인에게 그 결과가 그대로 적용되지는 않는다. 특히 개인의 피부 상태와 맞지 않는 경우에는 부작용이 발생하거나 결과가 미미해 실망할 가능성이 크다.

따라서 처음 피부시술을 상담 받을 때는 성급하게 결정을 하기보다 전문가의 의견을 들어보고 충분한 상담과 고민 후에 본인에게 맞는 가성비 높은 시술 위주로 치료를 받는 것이 좋다고 생각한다.

여드름의
주요 원인과 치료법

10

시무룩한 표정의 중학생과 어머니가 같이 들어와서 걱정스러운 얼굴을 하고 의자에 앉는다. 아이의 피부 상태를 보기 위해 찍은 피부 진단기 사진을 보는 것도 싫다고 한다. 바로 여드름 진료를 볼 때 흔히 발생하는 모습 중 하나다.

사춘기 학생들이 피부과에 가장 많이 방문하는 이유 중 하나는 여드름 때문이다. 여드름은 얼굴에 면포, 구진, 농포, 결절 등 다양한 형태의 병변이 나타나고 영구적인 흉터를 남길 수도 있으며 삶의 질을 저하시킨다. 외모에 제일 민감할 수 있는 청소년기에 호발하기 때문에 우울증 등의 심각한 정신적 손상도 초래할 수 있다.

여드름의 원인은 크게 4가지를 들 수 있다. **1) 모낭 과각화증, 2)피지의 과도한 분비, 3) Cutibacterium acnes로 대표되는 세**

균, 4) 염증 반응이 그것이다. 즉, 피지가 나가는 모공, 털구멍이 좁아지고 피지는 많이 분비되기 때문에 구멍이 막히게 되고 동시에 세균과 염증 반응에 의해서 악화된다고 이해하면 된다. 최근 여드름의 원인으로 음식의 중요성이 주목받고 있는데, 높은 당부하 식이(high glycemic load diet)와 유제품 섭취는 인슐린유사 성장인자(insulin-like growth factor, IGF-1)의 분비를 증가시켜 안드로겐과 피지선세포 활성을 높이고 여드름을 일으킬 수 있다는 연구 결과가 있다. 하지만 논문에 따라서 음식 조절과 여드름의 개선에는 큰 관련이 없다는 보고도 있어서 추가적인 연구가 필요하다.

여드름으로 내원하는 학생이나 성인들을 진료할 때는 현재 상태에 대한 파악이 중요하다. 염증이 많지 않아 심하게 보이지 않아도 화이트헤드나 블랙헤드와 같은 면포가 많아서 앞으로 염증이 심해질 가능성이 높은 경우도 있고, 한차례 심한 염증이 지나가고 붉은 자국만 남아서 방문한 경우도 있다. 따라서 내원 시점에서 정확한 진단을 하고 치료 계획을 세우는 것이 중요하다. 치료의 목적은 첫째 여드름의 숫자를 줄이는 것, 두 번째 영구적인 흉터를 최소화하는 것이다. 그리고 여드름은 만성 재발성 질환이기 때문에 청춘의 상징도 아니고 호전이 되더라도 다시 재발할 수 있다고 설명을 해줘야 한다.

여드름 치료의 첫 번째는 여드름을 악화시키는 생활습관을 피하고 화장품을 교정해 주는 것으로 시작할 수 있다. 클렌징 오일이나 밤 타입의 클렌저를 피하고 초음파 클렌저와 같이 기구 세안도 하지 않아야 한다. 세안은 2~3분 내로 짧게 해서 피부 장벽을 손상시키지 않는 것이 필요하다. 제대로 안 씻어도 피지가 적절히 제거되지 못해 여드름이 심해질 수 있고 여드름 피부에 대한 걱정으로 너무 자주 강하게 세안을 해도 피부 장벽이 손상될 수 있다는 점이 중요하다.

프라이머, 컨실러, 리퀴드 파운데이션, 쿠션 종류의 화장품은 모공을 막을 수 있어 BB크림으로 화장을 하는 것이 좋으며, 간혹 헤어라인이나 뒷목 쪽으로 모발이 닿는 부위에 여드름이 있는 경우 한방 샴푸나 탈모 방지 샴푸를 사용하고 있는지 물어보고 트리트먼트나 헤어에센스 사용도 피해야 한다고 조언을 해주고 있다. 경락이나 마사지를 받는 경우 마찰에 의해서 여드름이 악화될 수 있다는 것도 알려준다.

여드름 치료의 두 번째는 연고 도포이다. 연고는 먹는 약에 비해 나이가 어려도 쉽게 시도할 수 있다는 장점이 있는데 대표적으로 국소 레티노이드를 들 수 있다. 비타민A 유도체인 레티노이드는 여드름의 모든 원인을 차단할 수 있는데 대표적으로 adapalene(Differin), trifarotene(Aklief)가 있다. Adapalene의 경우 강력한 항균제제인 benzoyl peroxide와 혼합하여 만든 약제(Epiduo)도 있으며 내성이 없기 때문에 여드름의 모든 단계에서 꾸준히 사용할 수 있는 장점이 있다. 단점은 건조, 가려움, 작열감 등의 자극 증상이 나타날 수 있다는 것인데, 연고를 처방했다가 오히려 환자나 보호자에게 욕을 먹을 수도 있어서 처방시에 연고의 사용법과 주의 사항을 잘 알려드려야 한다.

다음으로 처방할 수 있는 연고는 C.acnes를 억제하여 염증을 감소시키는 항생제를 도포할 수 있다. Clindamycin 제품(크레오신티, 클린티, 클린디올 등)이 제일 많이 사용되는데 항생제 내성으로 인해 단독 요법보다는 benzoyl peroxide와 병용 제품(Duac gel)을 추천하고 있다.

세 번째 여드름 치료 방법은 경구약이다. 학생들에게 약을 복용시킬 때는 부모님의 동의가 필요한데 여드름 때문에 약까지 먹어야 한다는 것에 대한 거부감이 있기 때문이다. 하지만 상태가 심하고 흉터를 남길 가능성이 있다면 약을 복용해야 한다. 경구약 중 처음으로 복용해볼 수 있는 약은 항생제다. 대표적으로 minocycline과 doxycycline이 있으며 여드름의 단계 중 세균과 염증을 억제하는 효과가 있다. 문제는 면포성(좁쌀) 여드름은 항생제에 반응하지 않으며 항생제에 치료 효과가 떨어지는 경우도 있고, 1주 이내 단기간 복용이 아니라 수주 이상 복용해야 효과를 볼 수 있다는 점이다.

다음 경구약으로는 피지억제제로 알려진 레티노이드가 있다. Isotretinoin이 대표적이며 여드름의 모든 원인을 억제하며 어떤 치료제보다 강력한 효과를 보인다. 따라서 다른 치료에 반응하지 않고, 심한 흉터를 남길 가능성이 큰 경우에 사용할 수 있다. 피지가 줄어들면서 건조함이 심해질 수 있어서 약을 복용할 때는 적절한 보습제 도포가 꼭 필요하다. 약을 꾸준히 먹게 되면 여드름의 숫자가 줄어들고 치료 효과가 장기간 지속될 수 있다는 장점이 있다. 주의할 점은 태아 기형을 유발할 수 있기 때문에 가임기 여성에게 처방시 충분한 설명과 주의가 필요하고, 투여 시작 1개월 전부터 투여 중지 1개월 후까지는 피임이 필요하다는 것이다. 그 외에 간효소, 중성지방, 콜레스테롤 등이 상승할 수 있어 주기적으로 혈액 검사를 시행하여야 한다.

여드름이라는 질환은 만성이며 재발성이라는 특성을 보이기 때문에 아무리 열심히 치료해도 재발하고 잠깐 방심하면 악화되어 돌이킬 수 없을 정도로 심한 흉터를 남기기도 한다. 아무리 생활습관을 개선하고 열심히 연고를 바르고 약을 먹어도 악화되는 경우를 볼 때도 있어서 좌절감에 빠지기도 한다. 하지만 현재 피부 상태에 맞는 적절한 치료를 피부과 의사와 함께 고민하고 선택한다면 좋은 결과를 얻을 수 있다고 생각한다.

병원에서 받는 여드름 관리와 치료, 무엇이 다를까?

11

여드름 때문에 피부과에 방문하는 상황을 살펴 보면 집에서 화장품이나 세안으로 교정되지 않을 정도로 너무 심해졌거나 피부관리실을 다녀도 호전이 없고, 청소년의 경우 학생뿐 아니라 부모님까지 여드름으로 인한 붉은 자국이나 흉터에 대한 걱정이 큰 경우가 많다.

여드름 치료에 대한 피부과의 장점은 앞에서 다뤘던 생활 습관 교정과 함께 전문의약품인 연고와 경구약을 처방할 수 있고, 거기에 더해 피부 관리와 레이저 치료까지 동시에 시행할 수 있다는 것이다. 여드름으로 인한 흉터와 같은 부작용을 막기 위한 최선의 방법은 복합적인 방법을 사용해 빠른 치료 결과를 얻는 것이다.

여드름 관리

여드름 관리는 여드름 압출과 염증 주사, 스케일링이라고 부르는 화학적 박피 과정을 포함한다. 여드름 치료에서 여드름 압출이 중요한 이유는 여드름의 가장 작은 단위인 면포(좁쌀 여드름)의 숫자를 바로 줄일 수 있기 때문이다. 숙련된 피부관리사가 멸균된 압출기를 사용해서 모공에 박혀 있는 화이트헤드와 블랙헤드를 제거하게 된다. 면포가 많은 청소년들이 오면 30분 이상 오랜 시간이 걸리기도 하는데 압출의 통증이 있기 때문에 청소년 아이들은 많이 힘들어한다. 여드름을 치료하고 싶어서 병원에 왔지만 치료 과정은 너무 아프고 힘들어서 참다 참다 눈물을 터뜨리는 경우도 자주 보게 된다. 그래도 치료를 반복하면 피부가 매끈해지고 여드름이 줄어드는 것을 바로 확인할 수 있다.

관리사들이 압출을 하고 나면 염증이 심한 부위에 희석된 스테로이드를 사용해 주사를 놓고 살리실산이나 글리콜산을 도포하여 각질과 피지를 부드럽게 하고 탈락시킨다.

레이저 치료

레이저 치료는 크게 1) 여드름의 발생을 억제시키는 종류, 2) 흉터를 예방하고 홍반을 낮춰주는 종류, 3) 마지막으로 여드름으로 인해 발생한 흉터를 회복시켜주는 종류로 구분할 수 있다.

여드름의 발생을 억제하는 레이저로는 1450㎚ 파장의 다이오드(Diode) 레이저(애플, 카프리, 네오빔 등)가 있는데 피지 분비를 감소시키고 염증을 완화하는 효과가 있다. 그 외에

PDT(photodynamic therapy)로 불리는 광역동 치료가 있다. 이 방법은 광감각제를 얼굴에 도포한 후 레이저나 IPL(Intense pulsed light) 등을 조사하면 피지샘에 흡수된 광감각제가 활성산소를 생성하고 그 결과 피지선을 파괴하는 원리를 갖고 있다. 최근에는 Gold-PTT(photothermal therapy) 치료를 병원에서 많이 사용하는데 금을 코팅시킨 물질을 피부 속에 침투시킨 후 레이저를 이용해서 발열 반응을 일으켜 피지선을 파괴하는 치료법이다. 또한 레이저는 아니지만 고주파(Radiofrequency)도 치료에 사용할 수 있는데 아그네스나 포텐자와 같은 고주파 기기의 전기 에너지를 통해 피지샘을 줄여주고 홍반과 흉터를 개선시킬 수 있다.

두 번째, 흉터를 예방하고 홍반을 낮춰주는 레이저가 있다. 이런 종류에는 브이빔 레이저로 대표되는 595nm Pulsed dye laser(PDL)가 있고 엄밀히 말하면 레이저는 아니지만 IPL도 같은 역할을 담당할 수 있다. 이 장비들은 혈관을 수축시키고 홍반을 개선할 수 있으며 염증을 낮추고 진피의 리모델링을 촉진시켜 흉터에도 도움을 줄 수 있다.

세 번째 여드름으로 인해 발생한 흉터를 회복시켜주는 레이저들이 있다. 여드름 치료의 목적이 영구적인 흉터를 막는 것이지만 아무리 노력해도 흉터의 발생을 막지 못하는 경우가 있다. 흉터는 그림과 같이 여러 모양을 띠는데 치료의 목표는 파인 흉터는 올려주고 튀어나온 흉터는 낮춰주는 것이다. 흉터 치료에 사용하는 레이저 중 사람들에게 가장 잘 알려진 것으로는 프락셀 레이저가 있다. 프락셀은 보톡스와 같이 상표명이 치료의 대

명사가 된 경우인데 프락셔널(fractional) 레이저를 말한다. 이 방

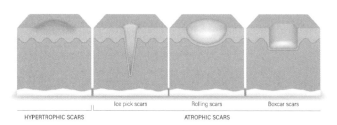

Types of acne scars

식의 레이저는 피부 전체를 한 번에 제거하지 않고 일정한 간격을 두고 작은 레이저 빔을 조사하여 피부 표면에 미세한 치료 구역을 만든다. 그 결과 주변 조직은 그대로 유지되기 때문에 재생 속도가 빠르고 부작용이 적은 장점이 있다. 프락셀 듀얼과 같이 피부 표피가 제거되지 않는 비침습적 레이저부터 실제 피부 표피가 제거되는 침습적 프락셔널 레이저까지 여러 방법이 있다.

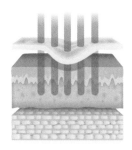

CO2 Fractional Laser Skin Resurfacing

하지만 기존 레이저 박피보다 부작용은 적지만 반복적으로 강한 에너지로 시술시 피부가 붉어지고 민감해질 수 있으니 주의해야 한다. 이러한 프락셔널 방식은 레이저 외에도 포텐자나 시크릿과 같은 미세바늘 고주파 치료기기에도 적용되어 여드름 흉터 치료에 쓰이고 있다.

여드름 흉터 치료는 레이저나 고주파 등을 활용하는 방법 외에 위축된 흉터 부위에 직접 히알루론산 등의 필러를 주사할 수도 있고, 쥬베룩 같은 콜라겐 합성을 촉진하는 스킨부스터를 미라젯이나 큐어젯 등의 고압 분사 방식을 사용하여 주입할 수도 있다. 또한 TCA(trichloroacetic acid)를 사용한 도트 필링(Dot peeling)과 같은 화학적 박피 방법으로 위축된 여드름 흉터를 개선시킬 수 있다.

여드름으로 청소년 때부터 피부과에 방문했던 학생이 성인이 되어 여드름 흉터를 치료하기 위해 내원하는 경우가 많다. 이렇게 작은 좁쌀에서 시작했던 여드름은 흉터를 남기며 긴 시간 삶의 질을 떨어뜨리게 된다. 아직 여드름을 완치시키는 완벽한 치료는 없지만 시기적으로 적절한 치료를 통해 여드름으로 인한 스트레스를 낮추는 데 도움을 드리는 것이 피부과 의사로서의 바램이다.

눈 주위에 좁쌀 같은 게 있어요
| 비립종, 한관종, 사마귀 |

12

"원장님, 제 눈 밑에 뭔가 오돌거리는 게 있어요"

이렇게 진료실에서 질문을 받을 때는 보통 3가지 중 하나인 경우가 많다.

눈가에 흔히 생기는 좁쌀 같은 병변 중 첫 번째는 여러 세대에서 가장 흔하게 발생하는 비립종이 있다. 비립종은 눈 주위뿐만 아니라 얼굴 어디에서든 나타날 수 있는 작은 흰색 혹은 노란색의 좁쌀 모양의 피부 병변이다. 비립종은 각질이나 피지가 모공에 갇혀 형성된 작은 낭종으로, 크기는 1~2㎜ 정도로 매우 작고 단단하게 만져진다. 보통 어느 연령에서나 자연적으로 발생할 수도 있고 특정 질환이나 피부박피술, 화상과 같은 외상 후 또는 지속적인 스테로이드 도포로 인한 피부 위축부위 등에서도 생긴다.

신생아에서도 관찰되는 선천성 비립종은 자연 소실되는 경향을 보이기 때문에 치료할 필요가 없으며 다른 시기에 발생하는 비립종들도 저절로 소실될 수 있다. 하지만 오랜 시간이 지나도 없어지지 않고 눈 주위에 눈곱처럼 보여서 신경이 쓰인다면 제거하는 것이 좋다. 치료는 어렵지 않으며 바늘이나 예리한 칼날, 또는 레이저로 비립종의 표면을 뚫은 후 내용물을 압출하면 된다.

두 번째 눈가에 생기는 흔한 병변 중에 한관종이 있다. 가수 이효리 씨가 방송에서 이야기한 적이 있어서 인터넷에 이효리 한관종으로 검색이 되기도 하는 질환으로, 주로 40대 여성의 얼굴에 1~3㎜ 크기의 피부색 또는 황색을 띄는 양성 종양이다. 대개 무증상이며, 눈 주변부에 호발하지만 두피, 가슴, 외음부에도 발생할 수 있다. 한관종은 피부에 있는 땀샘에서 시작된 작은 종양인데 원인은 확실하지 않고, 처음에는 작고 납작하게 시작되지만 시간이 지날수록 튀어나오며 넓어지게 된다. 한관종이 가지고 있는 가장 큰 문제는 치료인데, 비립종처럼 압출되지 않고 경계가 명확하지 않기 때문에 제거를 해도 재발을 잘 하는 특성이 있다. 예전부터 가장 많이 사용되는 치료는 CO_2 레이저를 사용하여 한관종을 태우는 방법인데, 그 자리에서 한관종은 제거되지만 재발을 잘 하는 질환이기 때문에 반복해서 치료할 경우 레이저로 인한 흉터가 눈 주위에 발생할 수 있다. 그래서 최근에는 고주파를 사용해서 한관종의 크기를 줄이는 방법을 시도하고 있는데, 고주파 에너지가 나오는 바늘을 한관종에 삽입하여 진피 내 한관종 덩어리를 열로 응고시키는 방법이다. 1회 치료로는 효과가 떨어지지만 CO2 레이저에 비해서 부작용이 적고 회복 시간이 짧아서 1~2달 간격으로 수차례 반복하면 만족스러운 결과를 얻을 수 있다.

한관종은 피부 진피 안에 생기는 종양이라는 특성을 갖고 있어 생기고 보일 때마다 위와 같은 치료를 반복할 수밖에 없는 한계가 있다. 그래서 치료의 목표는 한관종의 완전한 제거가 아니라 미용적으로 눈에 덜 띄고 자연스럽게 만드는 데 있다고 생각한다.

세 번째 눈가에 좁쌀처럼 보이는 질환 중에 사마귀가 있다. 사마귀는 인유두종바이러스(HPV)에 의해서 발생하는 감염성 질환이다. 사마귀는 형태와 바이러스 타입에 따라 눈 주위뿐만 아니라 손이나 발, 성기 등 여러 부위에서 나타날 수 있는데, 보통 얼굴에 생기는 사마귀는 편평사마귀가 많고, 이름처럼 편평하며 눈 주위나 관자놀이, 목과 같이 노출된 부위에서 잘 관찰된다. 감염성 질환이라는 특성상 얼굴을 만지는 과정이나 미세한 상처를 통해 바이러스가 침투한 것으로 추정할 수 있다. 보통 피부색이거나 갈색을 띠며 자세히 관찰해 보면 표면이 거칠고 울퉁불퉁한 모양을 보인다.

얼굴이나 눈 주위에 오톨거리는 것이 보여서 사마귀라고 이야기를 하면 깜짝 놀라는 사람들이 많다. 게다가 감염되었다고 하면 어디서 옮은 건지 질문을 하기도 한다. 하지만 워낙 흔한 피부 질환이라서 많은 사람들에게서 관찰되고 심지어는 내 얼굴에도 있다.

치료의 목적은 COVID-19 팬데믹을 통해서 경험해 봤듯이 전체 숫자를 줄여서 감염력을 떨어뜨리는 것이다. 그래서 진료실에서 100개의 사마귀가 200개 될 수 있기 때문에 이것을 10개, 5개 정도로 줄여서 감염력을 낮추자고 이야기를 한다. 치료 방법은 눈 주위를 포함한 얼굴과 목에 생긴 사마귀의 경우 CO_2 레이저를 추천하는데 그 이유는 가장 정교하게 치료할 수 있는 방법이기 때문이다. 레이저 치료 후 1주 정도 지나면 가피가 떨어지면서 회복하게 된다.

이렇게 눈 주위에 뭔가 작은 것이 발생해도 생각해봐야 할 것들이 여러가지 있다. 비립종, 한관종, 사마귀 외에도 눈 주위에 생길 수 있는 작은 크기의 피부병들은 여러가지가 있기 때문에 어느 순간 눈 주위에 좁쌀 같은 것이 발생하고 지속된다면 근처의 피부과 의원을 찾아가 보는 것이 좋겠다.

쉽지 않은 기미 치료,
꾸준히 도전하기

13

"어떻게 오셨어요?"

"얼굴에 있는 기미 때문에 왔어요"

이런 대답을 들으면 그때부터 긴장하게 된다. 얼굴에 있는 색소질환 중 가장 치료 난이도가 높은 것 중에 하나가 바로 기미이기 때문이다. 하지만 사람들은 얼굴에 갈색 병변이 생기면 다 기미라고 말하는 경우가 많아서 확대경이나 영상 촬영 결과를 통해 진짜 기미인지를 구별해야 하고, 그 결과 제거할 수 있는 일광 흑자나 주근깨로 진단이 되면 안심하게 된다.

그러나 진단 결과 기미로 확인이 되면 어떤 식으로 설명을 하고 상담을 할지 천천히 생각을 정리한다. 만일 기미 치료를 해보신 분이거나 다른 병원에서 실망해서 오시는 분들이면 어렵지 않다. 기미 치료가 어렵다는 것을 알기 때문이다. 그래서 우리 병원의 기미 치료 방향과 방법에 대해서 간단하게 설명하게 된다. 그러나 기미 치료를 해본 적이 없는 분이라면 조금 설명이 길어진다. 기미를 없앨 수 있다는 생각을 가지고 있을 수도 있고 쉽게 치료될 수 있는 색소라고 생각할 수도 있기 때문이다.

상담의 기본 방향은 기대치를 낮추는 것이다. 그리고 상담의 기본 내용은 기미는 없앨 수 없고 조절을 통해서 눈에 덜 띄게 하는 것이 목표라고 이야기하는 것이다. 어떤 치료도 기미의 재발을 막아줄 수 없다. 함익병의 《피부에 헛돈 쓰지마라》라는 책에서는 기미를 없애는 건 빨래를 하는 것과 같다고 이야기하고 있다. 옷을 입고 있다가 더러워지면 세탁을 하는 것처럼 기미가 생긴 피부도 기미가 올라올 때 치료를 받는 것이라고 이해하면 된다고 이야기 한다. 기미가 생기는 피부를 갖고 있는 사람은 쉽게 때가 타는 옷을 가지고 있는 것과 같아서 자외선과 같은 악화 요인에 의해 쉽게 기미가 다시 재발한다.

우선 기미는 다른 피부 질환들처럼 유전적 소인에 영향을 받고, 두 번째 여성 호르몬의 영향, 세 번째로는 자외선의 영향을 받는다. 그래서 여성 호르몬이 나오는 가임기 여성들에게서 기미가 흔하고 폐경 이후 여성 호르몬이 떨어지면 기미가 흐려지기 시작한다. 주위를 보면 여성 노인들 중에서 기미가 있는 분들을 보기 어려운 이유는 바로 이것 때문이다.

기미의 치료는 앞에서 말한 대로 쉽지 않다. 하지만 기미로 인해 우울해지고 화장으로도 가려지지 않는 여성들의 목표는 조금이라도 흐려지는 것이기 때문에 여러 방법을 사용해서 기미의 농도를 낮춘다.

첫 번째, 가장 중요한 것은 철저한 광차단(photoprotection)이다.
SPF 50 이상의 광범위(broad-spectrum) 자외선 차단제를 2~3시간 간격으로 도포하는 것만으로도 기미의 호전에 효과가 있다. 최근에는 가시광선도 기미를 악화시키는 것으로 밝혀져서 산화철(iron oxide)이 들어있는 틴티드 선크린을 사용하는 것이 더욱 도움이 될 것으로 생각한다.

두 번째, 국소 미백제를 도포할 수 있다. 그 중 하나는 '도미나 크림'으로 알려져있는 하이드로퀴논(hydroquinone)이다. 멜라닌 생성을 억제함에 의해서 기미에 도움이 된다. 다른 하나는 레티노이드(retinoic acid) 크림이다. 유튜브나 방송에서 많이 소개되는 피부과 망하게 한다는 연고인데, 1세대 레티노이드인 트레티노인(tretinoin, 스티바A 크림)은 단종이 되었고 현재 4세대 레티노이드인 트리파로텐(trifarotene, 아크리프 크림)이 판매되고 있다. 여드름 연고로 출시되었지만 미백 기능이 있어 진료실에서 처방을 하고 있다. 또한 멜라논 크림으로 판매되고 있는 하이드로퀴논과, 레티노이드, 스테로이드 3종류가 혼합된 3중 혼합 크림(triple combination cream)도 기미 치료에 효과가 있다.

세 번째, 기미 치료에 사용되는 약제로는 트라넥사민산(tranexamic acid)이 있다. 이 약은 기미에 가장 효과가 좋은 경구약으로 원래 수술 후 출혈을 막기 위한 지혈제로 사용하는 약제이다. 최근의 연구에 따르면 멜라닌생성을 억제하고 신생혈관 생성을 억제함에 의해서 기미에 효과를 보이며 출혈 과다를 치료

186

하는 목적보다 저용량으로 기미에 효과를 보일 수 있다. 다만 진료실에서 상담을 할 때 기미 때문에 수개월 이상 약을 복용한다는 것에 거부감을 느끼는 분들도 있어 충분한 설명과 상담이 필요하다.

네 번째, 기미 치료에는 비타민 C나 글루타치온과 같은 다양한 항산화제를 사용한 피부 관리 또는 주사 치료를 할 수 있다.

마지막으로 병원에서 기미 환자를 대상으로 가장 많이 하는 치료인 레이저 토닝이 있다. 레이저 토닝이 도입된 이유는 기미라는 질환의 특성이 높은 에너지로 치료하면 과도한 열 자극에 의해 쉽게 악화되었기 때문이다. 그래서 $1064㎚$ QS Nd:Yag 레이저를 약하게 치료하는 방법이 개발되었는데 그것이 레이저 토닝이다. 레이저 토닝의 도입으로 인해 기미를 조금 더 쉽게 조절할 수 있게 되었고 시간이 흐르면서 조금 더 치료가 안정화되었다. 최근에는 피코초레이저를 사용한 피코토닝도 레이저토닝과 비슷한 방식으로 시행하고 있다.

여기에 더해 기미의 원인에 대한 최근 연구에 따르면 기미 부위의 피부는 주변 정상 피부에 비해 기저막이 손상되어 있고, 진피의 혈관은 증식되고 노화섬유아세포 숫자가 증가되는 등 광노화가 더 진행된 것으로 밝혀졌다. 따라서 이렇게 광노화된 진피 환경을 개선시킴으로써 기미의 치료에 도움을 줄 수 있는데, 제네시스라는 레이저 치료 방법부터 실펌X와 같은 고주파 치료가 여기에 해당한다. **즉, 기미 치료는 단순히 색소를 파괴하는 치료라기 보다는 항노화 치료에 속하는 것이다.**

이런 모든 이야기를 진료실에서 상담하면서 할 수는 없다. 레이저나 다른 방법으로 기미를 치료하는 과정 가운데 기미 치료의 방법을 설명하고 여러 치료를 병합하면서 치료에 저항하는 기미를 조금씩 낮추는 것이다. 기미치료는 피부과에서 가성비가 떨어지는 치료가 분명하다. 하지만 적절한 치료를 통해 최악의 상황을 피하고 조금이라도 화장을 가볍게 하며 피부 자신감을 높이는 것을 목표로 삼는다면 도전해 볼 만하다.

자외선 차단제,
왜, 어떻게, 얼마나 발라야 하나?

14

"해외 여행을 다녀와서 갑자기 피부톤이 어두워졌어요"

"여행 가서 잠깐 방심하고 자외선 차단제를 못 발랐는데 피부가 빨개지고 가려워요"

"최근 테니스를 시작했는데 기미가 안 좋아졌어요"

진료실에서 자외선과 연관된 피부증상을 자주 보게 된다. 자외선은 피부에 홍반과 일광화상, 색소침착, 광노화, 피부암 등을 유발할 수 있다. 우리는 누구나 나이가 드는데, 그것을 내적 노화라고 하고, 외적 요인에 의한 경우를 외적 노화라고 구분한다. 그런데 외적 노화의 가장 중요한 요인이 바로 자외선이다. 지속적인 자외선을 받으면 앞에서 언급한 광노화(photoaging)가 발생하게 되는데 밭이나 논에서 오랜 세월 일하셨던 노인들의 피부 상태를 생각해 보면 그 결과를 상상할 수 있다. 피부는 건조하며 거칠고 굵고 깊은 주름이 햇빛 노출 부위에 나타나게 된다. 피부의 정상적인 탄력성이 소실되고 노인 흑자나 색소침착 등의 색소 변화와 광선각화증 등의 암전구증이나 기저세포암이나, 편평세포암, 악성흑색종 등과 같은 악성 종양까지 유발할 수 있다.

태양광선은 비타민D 생성에 도움을 주고 햇빛을 쬘 때 기분도 좋아지는 긍정적인 효과가 있지만 자외선의 피부 건강에 대한 위험성을 고려할 때 적절한 차단은 반드시 필요하다. 그래서 자외선 차단제를 제대로 알고 제대로 바르는 것은 피부의 노화를 막는 첫 번째 생활 습관이 된다.

자외선 차단제

우리가 자외선차단제를 선택할 때 자외선 차단지수를 보게 되는데 자외선B의 경우 SPF(sun protection factor)로 표현하고 자외선A의 경우 PA(protection grade of UVA) 또는 PFA(protection factor of UVA)로 표시한다. SPF 지수가 높다는 것은 자외선 차단 능력이 높다는 것이 아니라 더 오랜 시간 자외선을 차단할 수 있다는 의미인데, 예를 들어 SPF15는 94%, SPF30은 97% 차단율을 보여 자외선 차단 능력은 3% 차이지만 유지 시간은 2배의 차이가 있다고 이해하면 된다. PA는 PA+에서 PA++++까지 4단계로 나눈다. 해외에서는 UVA, UVB를 모두 차단하는 제품을 Broad spectrum이라고 정의를 하고 있다. 최소 SPF30, PA+++ 이상 되는 제품의 도포를 추천한다.

자외선차단제는 물리적 차단제와 화학적 차단제로 나눌 수 있는데, 물리적 차단제는 무기차단제(inorganic filter), 화학적 차단제는 유기차단제(organic filter)라고도 불린다.

물리적 차단제는 티타늄디옥사이드, 징크옥사이드 등과 같은 금속 성분이 피부에 막을 형성하여 자외선이 투과가 되지 못하게 하여 효과를 발휘하며 자외선A, B 모두 차단할 수 있고 바르자마자 자외선 차단 효과를 보이며 민감화를 일으키지 않아서 어린이들에게도 편하게 사용할 수 있다는 장점이 있다. 단점은 덧바르면 무거운 느낌이 들거나 피부가 하얗게 되는 백탁현상으로 미용적인 면에서 만족스럽지 못하다는 점이다.

화학적 차단제는 옥시벤존, 설리소벤존, 에칠헥실살리실레이트, 에칠헥실메톡시신나메이트 등의 화학성분이 피부에 흡수되고 난 뒤 자외선을 흡수하여 열의 형태로 방출하는 원리를 갖고 있어 피부의 발림성과 사용감이 좋다는 장점이 있다. 하지만 자외선과 반응을 일으켜 화학반응과 열 반응 때문에 알레르기성 접촉피부염이나 여드름과 같은 민감성 피부 문제가 발생하기 쉽다.

자외선 차단제, 얼마나 발라야 할까?

가급적 많은 양을 도포해야 한다. SPF는 피부에서 ㎠당 2㎎을 바르고 측정한 수치인데, 이 양을 한국 남성의 평균적인 얼굴 면적인 419㎠에 계산을 해보면 약 0.84g의 선크림이 필요하고, 손가락 2마디가 약간 모자란 양이 된다. (1 finger tip unit=0.5g으로 계산) 그러나 실제 사용량을 조사해보면 2㎎의 1/4 수준인 0.5㎎/㎠ 정도를 도포한다고 한다. 그러면 아무리 SPF 지수가 높은 자외선차단제를 바른다고 해도 유지 시간은 짧아질 수밖에 없는 것이다. 그래서 자외선차단의 효과를 위해서 한번에 많은 양을 바르기 어렵다면 1㎎/㎠의 양을 두 번 연속으로 바르거나 2~3시간 간격으로 덧발라야 하는 것이다.

자외선 차단제는 화학적 차단제 성분이 포함되어 있을 경우 외출 30분 전에 발라주는 것이 효과적이며 민감한 피부 타입의 경우 화학적 차단제 성분이 없는 물리적 차단제를 추천한다.

그럼 실내에 있는 경우에도 자외선 차단제를 발라야 할까? 만일 햇빛이 들어오지 않는 창이 없는 곳에서 생활하거나 일을 한다면 바르지 않아도 되지만 긴 파장의 UVA는 창문 유리를 통과할 수 있기 대문에 햇빛이 들어온다면 자외선 차단제를 도포해야 한다.

다음으로 형광등 불빛 아래는 자외선으로부터 안전할까? 형광등은 수은 증기가 방출하는 자외선을 형광체가 가시광선으로 변환하는 원리이지만 일부 자외선이 외부로 나올 수 있다고 한다. 또한 형광등에 가까이 오래 있을 경우 형광등의 가시광선에 의해서도 일부 광노화가 진행될 수 있으니 주의가 필요하다. 하지만 최근 대부분 형광등이 LED로 대체되고 있는데 LED는 자외선을 배출하지 않기 때문에 안전하다. 흐린 날에도 구름 때문에 자외선이 반사되면서 맑은 날보다 자외선이 강할 수 있으므로 자외선 차단제는 필요하고 그늘진 곳도 마찬가지로 자외선으로부터 안전하지 않다.

그리고 비비크림이나 파운데이션에 SPF 지수가 표시된 제품이 있어서 자외선차단제 대신에 이러한 화장품을 사용하는 것은 어떨까? 하지만 자외선 차단의 효과를 갖기 위해서는 위에서 말한 1㎠ 면적에 2㎎의 양을 발라야 하는데 이러한 화장품을 그렇게 바르는 것은 불가능에 가깝다.

자외선차단제를 모르는 사람은 없지만 제대로 바르는 사람 또한 많지 않을 것이라 생각한다. 피부과 의사인 나도 아침에 바쁘다는 핑계로 자외선차단제를 바르지 않을 때도 있고 바르더라도 부족한 양을 바른다는 점을 고백할 수밖에 없다. 하지만 매일 아침 자외선 차단제를 바르는 습관이 수십년 후 나의 주름, 검버섯 등 피부 노화를 결정할 수 있기 때문에 조금 귀찮지만 잊지 말자, 자외선 차단제!

보톡스, 필러에 대한
선입견

15

미용 상담을 하게 되면 빠지지 않고 이야기하는 주제가 있다.

그것은 주름과 볼륨 감소다. 노화의 과정에서 누구나 필수적으로 겪을 수밖에 없는 변화다.

"원장님, 나, 여기 눈가 주름이 고민이에요"

"이마의 주름 좀 없애 주세요"

"볼살이 빠져서 고민이에요"

주름과 볼륨 감소는 노화의 과정에서 필수적으로 겪는 변화다. 이런 문제를 해결할 때 가장 효과적인 치료는 보톡스와 필러다.

보톡스는 근육의 움직임 때문에 발생한 주름에 효과적이고 필러는 볼륨을 회복하는 데 효과적인 치료다.

그런데 보톡스와 필러라는 단어가 나오는 순간,

"보톡스는 싫어요", "필러는 하고 싶지 않아요"라는 대답을 흔히 듣게 된다.

왜 이런 거부감이 생기기 시작했을까?

첫 번째로 외모가 인위적으로 바뀌게 된다는 걱정이 있다.

많은 사람들이 보톡스와 필러가 얼굴을 부자연스럽고 인위적인 모습으로 만든다고 생각을 한다. 유명인의 과도한 시술이나 실패한 사례들을 대중매체를 통해 접하면서 보톡스와 필러에 대한 선입견이 생기기 시작했고, 최근 유튜브를 통한 자극적인 내용을 통해서도 그러한 고정관념을 갖게 되었을 수도 있다.

이로 인해서 적당한 양을 사용한 자연스러운 시술에도 부정적 이미지를 갖게 되었을 수 있다.

두 번째로 부작용과 안전성에 대한 걱정 때문이다.

보톡스나 필러 시술이 막연히 안전하지 않다고 생각하는 사람들이 많고, 여러 대중매체나 유튜브, SNS를 통해서 시술 후 부작용 사례를 접하면서 이러한 생각이 강화되었다.

이와 동시에 무엇인가 인공적으로 합성한 물질을 체내에 주입하는 것에 대한 막연한 우려도 보톡스와 필러를 선택하는데 장애물로 작용한다.

그럼 여기서 보톡스와 필러의 장점에 대해서 먼저 이야기해 보자.

비교적 간단하고 빠른 시술

보톡스와 필러는 수술이 아니기 때문에 국소 마취 또는 마취

크림만으로 시술이 가능하며, 시술 시간도 짧고 회복 시간도 필요 없다.

또한 시술 직후 일상 생활로 복귀할 수 있어 직장인들이나 매일 많은 사람들을 만나야 하는 분들에게 적합하다.

▌ 자연스러운 외모 개선 가능

적절한 양의 보톡스와 필러를 사용할 경우, 자연스러운 변화를 만들 수 있다.

즉, 치료시 시용하는 보톡스와 필러의 양을 미세하게 조정하여 시술을 받는 분들이 고민하는 특정 부위의 주름이나 얼굴의 윤곽을 교정할 수 있다.

▌ 항노화(안티에이징) 효과

보톡스는 주름이 깊어지기 전 예방적으로 사용하거나, 이미 생긴 주름을 개선할 수 있어서 정기적으로 시술을 받을 경우 주름이 덜 생기도록 예방하는 효과가 있다. 그래서 나는 진료실에서 보톡스의 효과가 지속되는 4~6개월간 늙지 않게 되고 그것이 주기적인 반복치료를 받게 되면 몇년간 늙지 않는 효과를 얻게 된다고 이야기 한다.

필러도 마찬가지인데 필러가 주입된 깊은 주름의 경우 더 이상 접히지 않게 되면서 주름의 악화를 막을 수 있고 위축된 부위의 윤곽이 회복되고 필러가 주입된 부위의 주변으로 콜라겐이 합성되면서 항노화 효과를 얻을 수 있다.

맞춤형 시술 가능

시술을 받는 개인의 얼굴 형태와 나이에 맞춰서 보톡스와 필러의 양과 시술 부위를 조정할 수 있다. 또한 의사의 치료 목표와 시술을 받는 분의 생각이 다를 때는 상담을 통해 치료 결과의 접점을 맞춰볼 수 있다.

또한 각각의 개인이 갖고 있는 주름, 비대칭 등으로 인한 콤플렉스를 보톡스와 필러를 사용해 해소해 줄 수도 있다.

이러한 장점들이 있다고 해도 사람들이 가지고 있는 선입견을 다 해소할 수는 없다. 그래서 상담시 충분한 설명이 필요하고 궁금한 부분들을 어느 정도는 대답해 주어야 한다.

진료실에서 자주 듣는 질문들은 다음과 같다.

보톡스에 대한 Q&A

Q. 보톡스는 맞기 시작하면 계속 맞아야 한다면서요?

A. 그렇지 않습니다. 보톡스의 효과는 6개월 내에 없어지는데 그 효과가 만족스럽다면 주기적으로 보톡스 시술을 받을 수 있고 그렇지 않다면 다시 원래의 상태로 돌아갑니다. 어디까지나 본인의 선택입니다.

Q. 보톡스를 맞다가 안 맞으면 더 주름이 깊어지는 등 노화가

가속화된다고 하던데요?

A. 그렇지 않습니다. 보톡스를 맞는동안 그 주름의 움직임을 제한시켜서 오히려 노화의 속도를 늦출 수 있습니다.

Q. 너무 인위적이고 부자연스럽게 보이기 싫어요.

A. 보톡스의 양과 부위를 조정해서 자연스럽게 만들어드릴 수 있습니다.

〈필러의 선입견과 부작용에 대한 걱정〉

Q. 없어지지 않고 평생 남아있다고 하던데요?

A. 필러의 종류와 주입되는 양에 따라 다릅니다.
필러 중에는 영구적으로 지속되는 것들도 있지만 최근에는 대부분 HA(hyaluronic acid) 필러를 사용하고 있어서 체내에서 시간이 지남에 따라 없어지는 것으로 되어 있고, 필러의 주입양이 많은 경우 분해, 흡수되지 않고 남아있게 되는데, 제거를 원할 경우 히알루로니다아제(hyaluronidase)같은 약제를 통해 제거가 가능합니다.

Q. 피부가 녹거나 죽을 수도 있나요?

A. 필러는 보톡스 시술보다 조심해야 합니다. 주입시 혈

관이 막히는 사고가 발생한다면 피부가 괴사될 수도 있고 필러 시술 후 피부 감염이 발생할 수도 있어서 더욱 안전하고 섬세한 시술이 필요합니다.

Q. 필러가 흘러내릴 수 있나요?

A. 필러는 수년에 걸쳐서 원래 주입된 부위에서 다른 부위로 이동할 수는 있습니다. 이런 부작용은 필러의 종류와 시술시 주입한 양 등 여러 변수에 의해 영향을 받을 수 있습니다. 시술시 많은 양을 사용하지 않고 녹일 수 있는 HA 필러를 사용하여 부작용을 최소화할 수 있습니다.

병원에서 이루어지는 모든 시술이나 치료는 장점과 단점, 부작용의 가능성을 동시에 갖고 있다. 특히 보톡스와 필러는 잘못된 정보나 오해로 인해서 부정적인 인식을 받는 경우가 많은 것 같다.

하지만 충분한 설명을 해주고 질문에 대답해 드린 후 시술을 하고 그 효과를 느끼게 되면 대부분 부정적인 생각은 사라지게 된다. 그리고 보톡스와 필러 효과가 사라지면 다시 방문하셔서 재시술을 받게 된다.

나 또한 정기적으로 보톡스를 맞고 있고 가족들에게도 시술

해주고 있다. 그리고 최근에는 빠진 볼 부위에 필러 시술도 받았다. 그 효과와 안전성을 믿고 있기 때문이다.

우리는 누구나 자연스럽게 나이들고 싶어한다. 보톡스와 필러는 그러한 바램을 도와줄 수 있는 효과적인 시술이라고 생각한다.

보톡스, 필러 추천합니다.

스킨부스터?

리쥬란? 쥬베룩? 엑소좀? 콜라겐 주사?

$$16$$

"리쥬란 좋다고 해서 받아보려고 왔어요"

"필러는 싫고 쥬베룩 좋다고 하는데 그게 뭐예요?"

최근 진료실에서 흔히 접하는 대화 내용이다.

수년 전부터 피부과 시장에는 스킨부스터의 시대가 열렸다. 진료실에서도 스킨부스터를 소개하면서 시술을 권하기도 하고, 내원하신 고객들도 먼저 물어보기도 한다. 그리고 피부과 의사들이 모이는 학회에 가도 새로운 스킨부스터에 대한 정보 교환부터 기존 치료와 스킨부스터의 병합법 등에 대한 강의 등을 많이 듣게 된다.

스킨부스터는 피부(skin)와 촉진제(booster)의 합성어로 피부의 질감, 탄력, 수분 등 전반적인 피부 상태를 개선시킬 수 있는 여러 성분을 말한다. 이러한 스킨부스터는 주사를 할 수 있는 것으로 허가 받은 것과 피부 표면에 도포만 가능한 화장품으로 허가를 받은 것으로 나눌 수 있다. 가장 많이 사용하고 있는 스킨부스터에 대해서 알아보도록 하자.

▌히알루론산(Hyaluronic acid)

물광주사로 알려진 히알루론산은 가장 많이 사용되는 주요 성분 중 하나로, 필러 성분으로 잘 알려져 있다.

스킨부스터에서 가장 많이 사용되는 주요 성분 중 하나로, 피부 깊숙이 수분을 공급하고 보습을 유지하는 데 탁월한 효과를 가지고 있다. 히알루론산은 자연적으로 우리 몸, 특히 피부, 관절, 눈 등에 존재하는 수분 결합 성분으로, 피부에 충분한 수분을 제공하여 탄력과 촉촉함을 유지하는 역할을 한다. 히알루론산은 자신의 무게 대비 최대 1,000배의 수분을 끌어당길 수 있는 성질이 있어서 피부에 주입시 피부가 촉촉해지고 탄력이 높아지는 효과를 보일 수 있다. 피부에 수분을 채워 줌으로써 건조한 피부를 개선시키고 잔주름을 부드럽게 펴주며 피부 표면의 미세한 결을 매끈하게 만들 수 있다. 또한 히알루론산은 콜라겐 생성을 자극하여 피부의 탄력 개선에 도움을 줄 수도 있다.

히알루론산은 우리 몸에 자연적으로 존재하는 성분이기 때문에 안정성이 높은 편이고, 보톡스나 다른 스킨부스터와 함께 사용하여 효과를 배가시킬 수 있다. 주사기를 사용해서 탄력과 수분이 부족한 곳에 선택적으로 주사할 수도 있고 물광주사기로 알려진 인젝터를 사용하여 얼굴 전체에 주사할 수도 있다.

리쥬란

리쥬란은 '리쥬란 힐러'로 알려진 스킨부스터로, 주요 성분은 연어에서 추출된 polynucleotide(PN)라는 DNA 조각을 기반으로 하고 있다. 그래서 '리쥬란은 DNA 주사에요'라고 진료실에서 편하게 설명하기도 한다.

리쥬란의 PN 성분은 피부 조직의 재생을 촉진하여 상처 치유와 세포 재생을 돕는다. 그리고 콜라겐 합성을 자극하여 피부의 탄력이 개선되어 잔주름에 도움을 줄 수 있다. 또한 피부의 수분 유지력을 높여 건조함을 방지하고, 피부결이 매끄러워질 수 있다. 그 결과 모공이 줄어드는 결과도 얻을 수 있게 된다. 최근 출시된 리쥬란은 PN 성분에 더해서 히알루론산을 추가하여 보습 능력을 더욱 향상시키게 되었다.

단점은 상담을 받으시는 분들도 익히 알고 오시는 주사시의 통증이다. 그래서 시술시 마취 크림을 충분히 도포 후 시행하고 있으며 리쥬란의 여러 종류 중에서는 마취제가 포함되어 있는 제품을 선택할 수도 있다. 히알루론산 주사와 마찬가지로 손으로 직접 주사할 수도 있고 인젝터를 사용해서 시술할 수도 있다.

쥬베룩

쥬베룩(Juvelook)은 Poly-D,L lactic acid(PDLLA) 기반의 스킨부스터로 콜라겐 생성을 장기적으로 촉진하여 피부의 탄력 개선과 주름 완화를 목표로 하는 제품이다. 기존의 히알루론산 스킨부스터와 달리 쥬베룩은 콜라겐 합성을 촉진하는 데 초점을 맞추고 있어, 시간이 지남에 따라 자연스럽고 장기적인 피부 개선 효과를 제공한다.

최근 진료실에서 상담을 하다보면 막연한 필러에 대한 공포감과 거부감이 많다는 것을 느끼게 된다. 이에 반해 쥬베룩은 피부가 과도하게 팽창하거나 인위적인 느낌을 주지 않아서 사람들에게 조금 더 안전하게 인식되어 있다는 생각을 하게 된다. 내가 직접 시술하면서 느끼는 쥬베룩의 장점은 천천히 자연스럽게 피부의 탄력이나 주름, 볼륨 감소 등의 문제가 개선된다는 점이다.

쥬베룩의 단점은 히알루론산 필러에 비해서 즉각적인 효과가 떨어져서 피부 개선을 느끼기까지 몇 주에서 몇 달을 기다릴 수도 있다는 점이고, 장기적인 효과를 위해서는 주기적인 반복 시술이 필요하다는 것이다.

콜라겐

최근에는 고순도 콜라겐을 스킨부스터로서 직접 피부에 주사하기도 한다. 대표적으로 레티겐(Laetigen)은 type1 콜라겐을 기반으로 한 스킨부스터이다. 콜라겐은 진피의 건조 중량의 약 70%를 차지하고 있기 때문에 이러한 콜라겐을 직접 주사했을 때 모공, 잔주름, 탄력 등에 효과를 얻을 수 있다. 고순도 콜라겐을 사용하기 때문에 피부 자극이 적고 안전하게 효과를 발휘할 수 있고 장기적으로 피부 개선 효과를 얻을 수 있다.

▌엑소좀

엑소좀은 세포에서 방출되는 미세한 소포체로 세포간 신호 전달과 조직 재생에 중요한 역할을 한다. 엑소좀에는 다양한 종류의 단백질, 성장인자, 핵산 등 다양한 생체 물질을 포함할 수 있으며 이러한 성분은 피부 재생에 도움을 줄 수 있어 피부 노화를 위한 스킨부스터로 사용되고 있다.

엑소좀을 통해 피부 손상을 개선하고 흉터나 트러블 자국을 줄이는 등 피부 재생을 촉진시킬 수 있고 콜라겐 합성을 자극하며 항염 및 항산화 효과도 얻을 수 있다. 또한 이러한 엑소좀과 함께 다양한 피부 재생과 미백에 도움을 주는 PDRN, ascorbic acid, tranexamic acid 등과 같은 성분을 포함하여 상품화하고 있다. 현재 엑소좀으로 상품화한 제품들은 화장품으로 분류가 되어 있어서 주사를 할 수는 없으며 다양한 시술 후 도포를 통해 흡수시키고 있다.

이 외에도 다양한 스킨부스터들이 새롭게 소개되고 있어서 진료를 보고 시술을 하는 의사의 입장에서도 공부를 게을리할 수 없다. 스킨부스터 시술을 받는 사람이나 시술하는 의료진 모두 주의해야 할 점은 스킨부스터 시술로 인해 생길 수 있는 부작용이다. 통증이나, 홍반, 멍, 혈종은 모든 주사 치료에서는 발생할 수 있는 작은 불편함이라고 말할 수 있다면, 주사로 인한 감염이나 피하 결절, 육아종성 반응은 특별한 주의가 필요하다. 그래서 인증받은 제품과 정확하고 안전한 방법을 통해 시술 받는 것이 필요하다.

스킨부스터는 종류도 많고 원리도 다양해서 시술을 받을 때 모든 내용을 다 이해하고 받을 수는 없다. 하지만 피부과 의사는 시술 전 스킨부스터의 기본적인 내용을 설명해 주고 안전하게 시술을 함으로써 스킨부스터 치료를 받는 분들에게 조금 더 젊고 건강한 피부를 선물해드려야 한다고 생각한다.

넓어진 모공,
도자기처럼 회복되고 싶어요

17

"제 모공은 어떻게 안 될까요?"

"모공이 늘어지고 길어졌어요"

"모공 다 없애고 싶어요"

진료실에서 기미, 여드름, 탄력 등 어떤 상담을 하더라도 빠지지 않고 질문을 받는 것 중에 하나가 바로 모공이다.

'모공(毛孔)'은 한자에서도 알 수 있듯이 털 구멍을 뜻한다. 우리의 얼굴 피부에는 얇고 굵은 털들이 있고 그 털에는 피지샘이 연결되어 있다. 즉, 피지샘이 연결되어 있는 털구멍을 모공이라고 하고, 사람들이 말하는 땀구멍은 땀이 배출되는 통로로 육안으로는 잘 보이지 않는다.

모공이 넓어지는 원인은 여러가지가 있는데 **가장 큰 원인은 유전이다.** 즉 모공이 넓은 사람이 있고 잘 안 보이는 사람도 있는 것이다. 원래 피부톤이 하얀 사람도 있고 까무잡잡한 사람이 있는 것처럼 말이다. 사춘기가 되면서 피지 분비가 늘어나는데 지성 피부를 가지고 있는 사람은 피지가 배출되는 모공이 더 넓어질 수 있다. 그래서 어릴 때는 넓은 모공을 가지고 있는 아이를 거의 보지 못하지만 여드름이 생기는 사춘기가 되면 모공의 크기가 사람마다 달라지게 되는 것이다.

두 번째로 피부 질환에 의한 모공의 악화다. 여드름은 피지분비 등에 의해 모공이 막히면서 발생하는 화이트헤드와 블랙헤드와 같은 면포로 시작하기 때문에 직접적으로 모공을 악화시킨다. 또한 다양한 원인의 모낭염이나 피부의 만성 염증성 질환인 지루피부염이나 주사피부염, 아토피 피부염도 반복적인 염증으로 인해 피부 장벽이 손상되고 탄력이 떨어지면서 모공이 확장될 수 있다.

세 번째로 자외선과 잘못된 피부관리를 들 수 있다. 자외선 노출은 콜라겐을 파괴하고 탄력을 저하시켜 모공을 넓힐 수 있다. 평상시 자외선 차단제를 바르지 않는 습관은 모공을 확장시킬 수 있는 것이다. 또한 피지가 많은데 제대로 클렌징을 하지 않으면 피지와 노폐물이 모공을 막을 수 있다. 피지를 막고 있는 블랙헤드가 코르크 마개처럼 박혀서 모공을 넓힐 수 있는 것이다.

네 번째는 노화와 탄력 저하다. 나이가 들수록 진피에 있는 콜라겐과 엘라스틴(탄력섬유)이 감소하게 되는데 이렇게 되면 모공을 둘러싸고 있는 조직이 느슨해져서 구멍이 넓어지게 된다. 탄력이 떨어지면 중력의 방향으로 피부는 밑으로 처지게 되는데 그 결과 모공도 밑으로 내려가면서 세로로 길어지는 형태를 띄게 된다.

진료실에서 모공 상담을 할 때도 이러한 다양한 원인과 연령에 맞춰서 치료 방법을 고민하게 된다.

첫 번째 모공은 유전적이라는 부분을 설명한다.

진료를 보러 오시는 분들에게 실망감을 줄 수 있지만 타고난 피부를 바꾸는 것은 어려운 것이 사실이다. 악화된 상태를 회복시킬 수는 있지만 모공이 원래 큰 사람을 도자기 피부로 바꾸는 것은 불가능에 가깝다. "모공을 없애 주세요!!"라고 말씀하시는 분들에게도 "모공은 정상적인 피부 구조물이기 때문에 없앨 수 없어요"라고 사실대로 말할 수밖에 없다.

두 번째 악화시키는 질환은 없는지 살펴보고 치료한다.

여드름이 있다면 여드름 치료를, 주사피부염이 있다면 그 질환을 먼저 치료하게 된다. 즉, 모공이 넓어진 것은 결과인데 원인을 치료하지 않으면 계속 반복된 결과만 만들어지게 되고 치료에 의해 오히려 피부가 민감해질 수도 있기 때문이다.

세 번째 모공에 도움을 주는 생활 습관을 설명한다.

자외선 차단제는 아무리 설명해도 지나치지 않는다. SPF 30 이상의 자외선 차단제 도포를 통해 광노화로 인한 모공의 악화를 피할 수 있다. 하루 2회 부드러운 클렌저로 세안을 해서 피부의 노폐물을 제거해주는 것이 도움이 되며, 과도한 클렌징은 피부 자극이 되고 피부 장벽이 손상될 수 있기 때문에 조심해야 한다. 이후 적절한 보습제를 통해서 피부 장벽을 회복시켜 준다. 이 때도 오일이 많이 포함되어 모공을 막을 수 있는 보습제는 조심해야 한다.

네 번째 콜라겐을 만들어주고 탄력을 올려주는 치료를 한다.

피부과에서 시행하는 대부분의 치료가 여기에 포함된다. 노화 과정과 함께 모공이 악화되기 때문에 노화 과정에 의한 콜라겐과 엘라스틴을 다양한 방법으로 회복시키는 것이다. 피부과에서 시행하는 다양한 스킨부스터들이 도움을 줄 수 있다. 물광 주사, 리쥬란, 쥬베룩 등과 같이 피부 콜라겐 합성을 촉진하는 것부터 레티젠과 같은 합성 콜라겐까지 주사 치료를 통해 모공을 개선시킬 수 있다. 그 외에 다양한 탄력 치료들이 모공에 도움을 줄 수 있다. 써마지와 같은 고주파 치료나 울쎄라, 소프웨이브 같은 초음파 치료 모두 콜라겐 합성을 촉진하는 원리를 가지고 있기 때문에 모공 회복에 도움을 준다. 예전에 많이 시행했던 프락셀 레이저와 같은 프랙셔널 레이저는 피부에 미세한 구멍을 뚫거나 열응고(coagulation)과정을 통해 콜라겐 합성을 유도하는 방식인데, Er:glass, Er:Yag, CO_2, Picosecond 레이저 등을 통해 다양한 방식으로 시행할 수 있다. 효과는 좋지만 반복적으로 강한 에너지로 시술하다 보면 피부가 붉어지고 민감해질 수 있어서 주의가 필요하다.

보톡스도 모공 치료에 많이 사용을 하는데 콜라겐을 합성하지는 못하지만 보톡스를 통해 피지 분비를 줄여주고 땀샘도 억제를 해주며 미세한 근육 수축이 조절되어 피부결이 매끄러워지고 피부 탄력을 증가시킬 수 있다. 이렇게 모공 치료를 위해 보톡스를 주사하는 방법을 더모톡신(dermotoxin) 또는 스킨보톡스(skinbotox)라고 부른다.

마지막으로 피부 노화는 볼륨의 변화와 함께 진행되고 볼륨이 빠지면서 모공도 길어지고 늘어지는 결과가 발생한다. 그래서 지방이식이나 필러 주사, 쥬베룩 볼륨이나 레디어스와 같은 스킨부스터들이 볼륨을 회복시켜 주면서 모공을 개선시킬 수 있다. 바람이 빠진 풍선에 바람을 채워 넣으면 탱탱해지는 원리와 같은 것이다.

　이렇듯 모공에 대한 고민으로 상담을 오시는 분들에게도 원인부터 치료까지 설명할 내용이 정말 많다. 안타깝게도 모두가 도자기 피부로 바뀔 수는 없지만 적절한 관리와 치료를 통해 지금보다 조금 더 피부결이 매끈해지고 모공이 작아질 수 있으니 실망하지 말자.

레이저 제모,
어디까지 가능한가?

18

세상에 있는 모든 것들은 너무 많아도 문제고 너무 적어도 문제다. 피부과 진료현장에서 모발이 특히 그러한 경우에 해당되는데 어떤 사람들은 탈모로 인한 고민으로 진료를 보고, 또 다른 사람들은 특정 부위의 모발을 제거하기 위해서 내원을 한다.

레이저 제모는 특정 파장의 레이저를 이용해 모발 내의 멜라닌 색소에 반응을 시켜 결과적으로 모낭을 파괴함으로써 털의 성장을 억제하는 치료법이다. 제모의 주된 효과는 털의 밀도 감소와 성장 속도의 지연이며, 반복 치료를 통해 면도나 왁싱과 같은 일시적인 제모 방법과 달리 반영구적인 제모 효과를 기대할 수 있다.

시술 가능한 부위

레이저 제모는 신체 대부분의 부위에 적용할 수 있으며 일반적으로 다음과 같은 부위에서 시술이 이루어진다.

- 얼굴 : 인중, 턱과 같은 수염 부위부터, 구레나룻, 볼, 얼굴의 가는 솜털 등
- 팔, 다리 전체, 겨드랑이
- 몸통 : 모발이 많은 서양인들이 원하는 경우가 많다.
- 비키니 라인이나 브라질리언 제모와 같은 민감한 부위

레이저 제모의 효과가 좋은 경우는 피부가 밝고 털이 진하고 두꺼운 경우, 성장기(anagen)에 있는 모발이 많을 때, 정기적으로 일정한 간격을 유지하며 치료를 받을 때이다. 반면에 흰털, 금발, 붉은 털과 같이 멜라닌 색소가 적은 털의 경우 경우, 피부색이 어두워서 화상을 입을 위험이 증가하는 경우, 털이 매우 가늘거나 연한 경우에는 레이저 제모의 효과가 떨어질 수 있다.

레이저 제모는 다양한 종류의 레이저가 사용되며, **첫째,** 755㎚ 파장의 알렉산드라이트 레이저가 있고 칸델라사(Candela)의 젠틀맥스 프로 플러스 레이저가 대표적인 모델이다. 속도가 빠르고 통증이 비교적 적은 장점이 있다. **둘째,** 800~810㎚의 다이오드 레이저는 깊은 침투력으로 모낭의 깊숙한 부위까지 도달하며 다양한 피부타입에 사용될 수 있고 굵은 털에 효과적이다. 그 외에 1064㎚의 Nd:Yag 레이저, IPL(Intense Pulsed Light)가 제모

치료에 사용되고 있다.

레이저 제모로 병원에 방문하면 치료 범위를 결정한 후 제모 부위의 모발을 면도하고 마취연고를 충분히 바른 후 시술을 받게 된다. 털의 굵기와 밀도가 높을 경우 레이저로 인한 통증은 심한 편이다. 하지만 1~2달 간격으로 치료를 반복할수록 털이 얇아지고 숫자가 줄어들어 통증은 서서히 감소하게 된다. 보통 가는 모발의 경우 5회 정도 치료 횟수를 설명하지만 남성의 수염의 경우 10회 이상의 치료가 필요하다. 시술 직후 냉찜질을 통해 붉은기와 부종을 낮춰주고 자외선 노출을 최소화할 것을 설명한다.

레이저 제모에서 제일 중요한 점은 안전성이다. 레이저의 강한 에너지로 인해 다양한 부작용이 생길 수 있기 때문에 시술 과정에서 주의가 필요하다. 보통 레이저 제모 후에는 일시적으로 홍반과 부종이 나타날 수 있으나 수시간 내에 사라진다. 또한 레이저의 강한 자극으로 인한 따끔거림이나 가려움도 생길 수 있고, 모낭에 손상을 주는 원리 때문에 모낭염도 발생할 수 있다.

이러한 가벼운 증상 외에 제모 레이저의 에너지가 강하거나 모발이 아닌 피부에 잘못 반응할 경우 심한 홍반, 화상, 물집 등이 발생할 수 있다. 경우에 따라서는 그 이후에 과색소침착이나 그 반대로 저색소침착이 생기기도 하며 최악의 경우 흉터까지 발생할 수 있다. 어떤 시술이든 과유불급이다. 너무 욕심을 내서는 안되고 주기적으로 치료하면서 서서히 좋은 결과를 유도해야 한다.

이러한 부작용의 위험을 피해서 제모 레이저가 성공적인 결과를 보여줄 경우 미용적으로 만족스러운 결과를 보여줄 수 있는데, 얼굴 제모의 경우 피부톤을 균일하게 만들어 줄 수 있다. 피부가 깨끗하다는 것은 한가지 색으로 통일되어 보인다는 의미도 있는데, 레이저 제모 치료가 모발의 검은 색을 얼굴 피부에서 사라지게 함으로써 더욱 균일한 피부색을 만들어 줄 수 있다.

또한 남성들은 안면 제모를 통해 바쁜 아침 시간을 조금 더 여유롭게 만들 수 있다. 한국의 젊은 남성들 중 수염을 기르는 사람은 일부에 불과한데 매일 아침 수십년간 면도를 하는 시간을 합산하고 면도기의 비용까지 더한다면 제모를 통한 경제적인 효과는 말할 수 없이 크다. 여성들도 겨드랑이나 팔, 다리 레이저 제모를 통해 시간과 비용을 절약할 수 있다. 남성들은 여행을 갈 때 면도기를 챙기지 않아도 된다.

문제는 그러한 결과에 도달하기까지 병원에서 치료를 해야 하는 시간과 비용, 그리고 레이저 시술시 견뎌야 할 통증이다. 수십년 전과 비교할 때 레이저는 비약적인 발전을 거듭했기 때문에 앞으로 더욱 빠르고 안전하면서 통증도 적고 효과까지 좋은 새로운 제모 레이저가 출시되기를 기대해 본다.

개인 휴대용 미용기기,
효과가 있나요?

19

"원장님, 제가 집에서 관리하려고 이거 샀는데 효과가 있을까?"

"원장님, 요즘 탤런트 OO가 광고하는 미용기계 있잖아요, 그 거 사도 괜찮아요?"

이런 질문을 진료실에서나 레이저실에서 많이 받게 된다. 나 도 엘리베이터를 기다릴 때 광고판을 봐도, 심지어는 TV 광고에 도 유명 연예인이 이러한 미용기기를 광고하고 있는 모습을 보 게 된다. 광고를 보다 보면 효과가 너무 탁월해 보여서 피부과 의사인 내가 봐도 정말 효과가 있을까라는 궁금증이 들 정도다.

피부과 치료와 관련이 있고 질문을 받는 장비들은 **첫 번째,** 듀 얼소닉, 메디큐브 제품이나 프라엘 LED 마스크처럼 피부 탄력 과 주름 개선을 목표로 한 장비가 있고, **두 번째,** 개인용 레이저 제모기, **세 번째,** 아토피나 백반증, 건선에 사용할 수 있는 자외선 치료기, **마지막으로,** 아토피 피부염에 사용할 수 있는 플라즈마 장비가 있다.

이러한 장비들을 조금 더 잘 이해하기 위해서는 의료기기와 미용기기에 대한 조금 딱딱한 설명부터 시작해야 할 것 같다. 미용기기는 피부 개선, 탄력 증대, 미백, 제모 등 미용 효과를 위해 사용되는데 의료기기에 비해서 규제가 덜해서 효과나 안전성 기준이 낮게 설정되어 있다. 따라서 과학적 효과를 검증할 필요가 없고 사용에 따른 부작용만 발생하지 않는다면 허가를 받기 쉽다. 듀얼소닉, 메디큐브 제품, LED 마스크 모두 여기에 해당이 된다.

이에 반해 의료기기는 질병의 진단, 치료, 예방을 위해 사용되는 장비로 사용 목적과 관련된 안전성과 유효성을 검증 받아야 해서 인증 과정이 까다롭고, 우리나라의 경우 식품의약품안전처(식약처)의 허가를 받아야 한다. 그리고 의료기기는 사용 목적과 인체에 미치는 잠재적 위해성에 따라 1등급부터 4등급까지 분류하는데, 2등급까지는 잠재적 위해성이 낮아서 일반인도 사용 가능하지만 3,4 등급부터는 의료인만 사용 가능하며 4등급 의료기기는 의료인 중 의사만 사용할 수 있다. 따라서 위에서 언급한 일부 개인용 레이저 제모기, 가정용 자외선 치료기, 플라즈마 장비는 의료기기에 속해 있지만 1,2 등급 장비에 해당한다고 볼 수 있다.

그럼 이러한 내용을 바탕으로 가정용 또는 개인용 미용, 의료기기를 들여다볼 수 있다.

대부분 피부 탄력과 주름 개선을 위한 미용기기들은 초음파 (Ultrasound)와 고주파(Radio Frequency, RF), 전기 자극(Electrical Muscle Stimulation, EMS)을 사용한다. 피부과에 가면 탄력 치료의 대표가 초음파를 사용한 울쎄라와 단극성 고주파를 사용하는 써마지이며 최근 엠페이스라는 전기자극을 사용한 장비가 있는 것처럼 개인용 미용기기에도 이러한 기능을 넣은 것이다. 하지만 미용기기의 특성상 출력이 약하고 효과가 검증되지 않았다는 단점이 있다. 울쎄라와 써마지를 받는 사람들은 통증 때문에 치료를 받을 때도 힘들어하고 치료 전 두려움이 크다. 심지어 1시간 이상 큰 통증을 참아가며 탄력 치료를 받아도 효과를 잘 느끼지 못하는 사람들도 있다. 그런데 출력이 약해서 통증이 심하지 않은 이런 장비에 효과를 기대해도 될지 의문이 든다. 물론 난 직접 사용해보지도 않았고 만일 오래 사용하면 효과가 있지 않을까라는 질문을 한다면 "모르겠다"라고 말할 수밖에 없을 것 같다.

두 번째 개인용 레이저 제모기는 대부분 IPL(Intense Pulsed Light)를 사용한 장비이다. 그리고 일부 제품은 의료기기로 등록이 되어 있다. 광선 에너지를 사용해서 모낭의 멜라닌 색소를 파괴하는 원리를 이용하는데, 현재 일부 병원에서도 IPL을 사용해서 제모를 하고 있다. 다만 이러한 개인용 레이저 제모기는 출력이 낮기 때문에 효과가 떨어질 수밖에 없다. 병원에서 사용하는 고가의 젠틀맥스 프로와 같은 레이저로도 5회 이상의 치료 기간이 필요한 경우가 많은데 개인용 제모 레이저로 효과적으로 제모를 할 수 있을지는 미지수다. 그리고 IPL의 특성상 화상이나 색소침착의 영향이 있기 때문에 시술 전후 주의가 특별히 필요하다.

세 번째 아토피 피부염에 사용하는 플라즈마 장비는 피부의 염증 완화, 살균, 조직 재생에 도움을 주는데, 의료기기로 분류가 되어 있고 아토피 피부염의 특성상 꾸준한 치료가 필요하기 때문에 피부의 악화를 막는 목적으로 사용할 수 있을 것 같다.

마지막으로 가정용 자외선 치료기 역시 의료기기로 등록이 되어 있는데 아토빈 플러스의 경우 병원에서 사용하는 311nm의 UVB를 포함하기 때문에 아토피, 백반증, 건선에 사용할 수 있다. 다만 병원에서 치료를 할 때는 자외선의 용량을 높게 조절할 수 있고 한 번에 전신을 치료할 수 있지만 그럴 수 없다는 단점이 있다. 질환의 특성상 병원에 자주 방문해야 하는데 그것이 어려운 경우에 추천할 수 있다.

이러한 개인용 치료기기의 문제점은 또 하나 있다. 비싸게 구입했더라도 꾸준히 하기 힘들다는 것이다. 간혹 꾸준히 하는 사람들이 있을 수도 있지만 대부분 몇 번 하다가 사용하지 않는 경우가 많다. 적게는 수십만원에서 백만원 넘는 제품들도 많기 때문에 구입 전에 내가 정말 꾸준히 사용할 수 있을 것인가를 생각해 봐야 한다.

세상에 공짜인 것은 없다. 가격도 저렴하고 아프지도 않으면서 치료 효과가 좋은 것은 없다고 생각한다.

"No pain, No gain."

처지는 얼굴, 피부의 탄력을 회복시켜 드립니다

20

"얼굴의 탄력이 너무 떨어져서 고민이에요"

"턱 밑이 처져서 고민인데 방법이 있을까요?

"팔자주름, 입가 주름 좀 해결해 주세요"

최근 병원에 방문하여 진료 상담을 요청하는 분들 중에 이러한 고민을 말씀하시는 분들이 많다.

20년 전만 해도 CO_2 레이저를 사용하여 점이나 사마귀 검버섯을 빼러 피부과에 방문하는 분들이 많았고, 그 이후 레이저 토닝 치료 방법이 개발된 후에는 미백치료의 붐이 일었다. 하지만 최근에는 울쎄라, 써마지와 같은 다양한 탄력 장비들이 개발되고 대중들의 피부 치료에 대한 관심이 높아지면서 탄력과 리프팅 치료를 위해 방문하는 분들이 늘어난 것을 체감하고 있다.

우리는 20대 중반부터 노화가 시작되어 속도의 차이가 있을

지언정 누구나 노화의 과정을 겪게 된다. 노화 과정에서 볼륨 감소와 탄력 저하는 가장 두드러진 변화 중 하나다.

AGING PROCESS

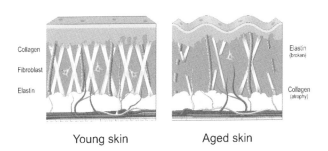

Young skin   Aged skin

우리의 얼굴에는 여러 개의 지방 패드(fat pad)가 있는데 젊었을 때는 고르게 분포되어 있고 (통통한 아기의 얼굴을 상상해보라) 각 지방 패드의 볼륨이 있는데 반해서 나이가 들수록 볼륨이 감소

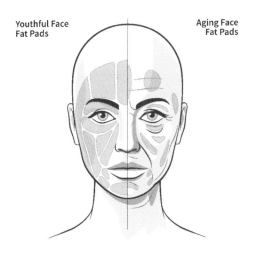

함과 동시에 아래쪽으로 이동하면서 처짐이 발생하게 된다.

또한 얼굴의 뼈도 노화가 진행될수록 점점 흡수가 되면서 볼륨이 감소되면서 얼굴이 납작해지고 꺼져 보이게 된다. 그리고 얼굴의 근육 또한 표정 습관에 따라 힘이 약해지면서 처지게 되는 변화도 나타난다.

이러한 구조적인 변화와 더불어 피부층의 콜라겐과 엘라스틴과 같은 탄력을 유지해주는 단백질이 감소하고 피부는 얇아지는 과정이 노화와 함께 나타난다. 그래서 결과적으로 나이가 들수록 얼굴은 처지고 탄력이 떨어지게 되는 것이다.

그럼 이러한 문제로 진료실을 찾는 분들에게 어떤 해결책을 제시할 수 있을까?

첫 번째, 볼륨의 감소에 의한 노화는 볼륨을 개선시켜 줌으로써 치료할 수 있다. 히알루론산(hyaluronic acid, HA) 필러를 사용하여 볼륨이 부족한 부위에 주사하여 즉각적으로 볼륨을 채워줄 수 있고, 많은 양이 필요할 때는 자가지방을 사용한 지방이식이 좋은 선택지가 될 수 있다. 또한 피부 속 콜라겐 생성을 촉진하여 볼륨을 개선할 수 있는 쥬베룩이나 레디어스 같은 스킨부스터를 사용할 수도 있다.

하지만 상담을 하다 보면 "전 절대로 필러 시술은 받고 싶지 않고, 지방이식 같은 시술도 무서워서 싫어요!"라고 말하는 고객들을 많이 접하게 된다. 볼륨의 부족과 지방 패드의 처짐에 의해 발생한 탄력 저하에 볼륨 개선 치료를 하지 못한다는 것은 치료 효과 또한 기대치를 낮춰야 한다는 것을 의미한다. 그래서 충분한 설명과 상담 후에 치료의 한계를 설명하고 다른 대안을 제시하게 된다.

그 대안 중 피부과에서 가장 많이 시술하고 상담하는 치료는 울쎄라, 써마지로 대표되는 Energy-Based Device(EBD)다.

울쎄라는 고강도 집속 초음파(High-intensity focused ultrasound, HIFU)의 대표적인 장비로 슈링크 등의 국산 제품들도 있으며 초음파를 사용하여 피부의 4.5㎜, 3.0㎜, 1.5㎜ 깊이에 작

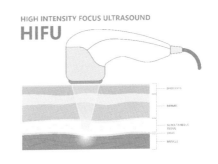

은 응고점을 만드는 원리를 이용하고 있다. 이러한 응고점 부위는 피부 괴사가 발생하고, 시술을 반복할 때 넓은 면적의 피부가 영향을 받으면서 리프팅 효과나 원하는 부위의 지방 위축, 피부 탄력 등의 결과를 얻을 수 있다.

써마지는 고주파 에너지(radiofrequency, RF)를 사용한 탄력 치료의 대표적인 장비인데, 올리지오, 텐써마, 텐서티, 세르프 등의 국산 장비들도 여기에 해당한다. 고주파 에너지를 사용한 탄력 장비들은 여러가지 방식이 있지만 써마지는 단극성 고주파(monopolar RF) 방식으로 등에 접지 패드를 부착 후 핸드피스를 피부에 접촉하면, 피부에 강한 열을 발생하게 된다. 이 열에 의해서 콜라겐의 구조적 변화가 생기고 즉각적인 수축과 더불어 2

차적인 콜라겐 생성을 유도하게 된다. 이 결과 주름을 개선시키며 피부에 탄력(tightening)을 주게 된다.

울쎄라와 써마지의 차이를 물어보시는 분들에게는 이러한 작동 원리의 차이와 함께 울쎄라는 처짐을 개선할 수 있는 리프팅에 조금 더 강점이 있고, 써마지는 피부 탄력에 장점이 있다고 설명을 하는 편이다.

이 외에 리프팅, 탄력 치료에 사용되는 EBD 장비로는 고주파, 초음파를 같이 사용하는 악센트 프라임, 고주파를 사용하는 인모드, 초음파로 1.5㎜ 깊이의 피부 표층을 치료하는 소프웨이브, 레이저를 사용하는 소프라노 티타늄 등 셀 수 없을 정도로 많고 계속 새롭게 출시되고 있다.

최근에는 얼굴 탄력 저하의 원인이 되는 중안면의 근육 약화를 회복시켜주는 EMFACE라는 장비도 출시되었다. 이 장비는 고주파와 전자기장 기술을 활용하여 얼굴 근육을 강화하고 탄력을 증가시킴에 따라, 광대나 볼과 같은 중안면 리프팅에 효과를 줄 수 있다.

이러한 얼굴 근육 강화는 평상시 좋은 표정 습관을 훈련하면서도 가능한데, 피부과 전문의 정찬우 원장과 문혜영의《인상클리닉》이라는 책에서는 평상시 입을 꾹 다물고 미간에 힘이 약간 들어가는 무표정의 습관이 안면의 주름을 악화시키고 탄력을 저하시킨다고 말하고 있다. 그래서 미소근육이라고 불리는 중안면의 근육을 강화하는 훈련을 통해 우리의 표정 습관을 개선시키고 그 결과 리프팅의 효과까지 얻을 수 있다고 저자들은 이야기하고 있다.

　또한 이러한 치료의 연장선으로 너무 강한 안면 근육의 힘으로 인해 주름이 악화되고 얼굴의 처짐을 만들 수 있는 부위가 있다면 보톡스 시술을 통해 그러한 근육의 힘을 약화시켜 탄력 치료에 도움을 줄 수도 있다. 그 외에 PDO와 같은 녹는 실을 삽입하여 처진 피부를 당기는 실리프팅 시술도 리프팅을 위해서 사용할 수 있으며 마지막으로 피부의 처짐이 심할 경우 성형외과에서 안면 거상 수술을 받을 수도 있다.

　이와 같이 얼굴이 처져서 탄력을 얻기 위해서 오신 분들에게도 여러 원인이 있고, 그 원인에 따라 개인별 다양한 치료법을 제안할 수 있다. 지금 진료실에서 보여주고 있는 얼굴의 처짐과 주름, 탄력 저하는 노화의 과정에서 자연적으로 발생한 것에 더해 개인의 표정 습관이 합쳐진 결과물이기 때문에 그것들을 제대로 파악하는 능력이 필요하다. 또한 리프팅 시술의 대부분은 큰 비용이 드는 경우가 많기 때문에 치료를 원하시는 분들의 경제적인 상황까지 고려해서 치료를 제안하는 지혜가 필요하다.

　우리는 매일 조금씩 나이를 먹어가며, 피부는 점차 탄력을 잃고 늘어지며 볼륨감도 줄어든다. 이러한 노화 과정을 완전히 멈출 수는 없지만, 피부과 의사들은 노화의 방향을 되돌리기 위한 안티에이징(anti-aging)과 그 속도를 늦추기 위한 슬로우에이징(slow-aging)을 목표로 끊임없이 연구·노력하고 있다.

겸손함으로, 감사함으로

피부과 전문의로 살아온 지 벌써 20년이 되어 간다. 그 시간 동안 수많은 환자들을 만나고, 다양한 질환을 치료하며, 끊임없이 변화하는 의학 지식과 기술을 익혀왔다. 하지만 문득 돌아보면, 아직도 배울 것이 많고 모르는 것이 많다는 생각이 든다. 특히 요즘처럼 새로운 기술과 정보가 빠르게 등장하고, 환자들의 기대와 니즈가 다양해지는 시대에는 그 부족함을 더욱 깊이 실감한다.

40대 후반이라는 나이는 의사로서 원숙함에 접어드는 시기라 생각하지만, 내가 과연 '원숙하다' 말할 수 있을까 스스로 자문하면 선뜻 고개가 끄덕여지지는 않는다. 젊은 의사들은 경험이 부족해서 실수할 수 있고, 나이가 많은 의사는 끊임없이 노력하지 않으면 시대의 흐름에 뒤처질 수 있다. 그렇다면 나는 어디쯤 있을까? 환자분들께서 나를 어떤 의사로 느끼실지 문득 궁금해질 때가 있다. 어떤 날은 나의 실력이 부족하여 좋은 진료로 충분히 도와드리지 못한 것 같아 죄송한 마음이 들기도 한다.

최근에는 피부과의사회에서 주관하는 춘계학술대회에 다녀왔다. 각 세부 영역에서 완벽한 치료를 향한 선후배 전문의들의 고민과 열정을 느낄 수 있었던 시간이었다. 또한 그분들에 비해 아직도 내가 얼마나 부족한 피부과 의사인지도 생각해 볼 수 있었다. 이 책을 쓰는 과정에도 각 분야의 전문가인 동료 피부과 전문의들이 기록한 피부과학 교과서와 학술지, 단행본 등의 도움을 많이 받았다. 나는 그러한 내용들을 참고하여 조금 더 쉽게 풀어내는 데 집중했을 뿐이다. 결국 이 책은 나 혼자의 지식이나 경험만으로 이루어진 것이 아니며, 많은 분들의 지혜와 노력이 녹아 있는 결과물이라 생각한다.

현재 나는 한 병원의 원장이지만, 이 자리는 내 능력만으로 도달한 곳이 아니다. 늘 곁에서 나를 지지해주고 기도해 준 가족이 있었고, 함께 고민을 나누고 성장해 온 동료 선생님들과 직원들이 있었다. 그들의 헌신과 정성, 노력이 없었다면 지금의 나는 없었을 것이다. 그리고 나와 병원을 믿고 내원하신 환자분들 또한 빼놓을 수 없다. 그 모든 분들께 진심으로 감사의 마음을 전하고 싶다.

'피부과 사용 설명서'라는 제목의 이 책은 진료실에서 다 하지 못했던 이야기들을 차분히 정리하고, 조금은 더 따뜻하게 풀어낸 결과물이다. 피부과에 대해 궁금해하는 분들, 혹은 막연한 두려움을 가지고 있던 분들에게 조금이나마 도움이 되기를 바라는 마음으로 썼다.

완벽한 정답을 주기보다는 오해를 줄이고 바른 방향으로 관심을 이끌 수 있다면 이 책의 의미는 충분하다고 생각한다. 어떤 이에게는 피부에 대한 작은 궁금증을 풀어주는 실용서가, 또 다른 이에게는 자신의 몸과 삶을 돌아보는 계기가 되기를 바란다.

앞으로 나는 지금의 이 자리에 안주하지 않고 새로운 의학 지식을 공부하고, 최신 치료 트렌드나 레이저 장비를 익히며, 환자의 피부뿐 아니라 마음까지 들여다보는 의사가 되고 싶다. 환자들에게 처음과 같은 진심으로 다가가고, 곁에 있는 사람들에게 감사하며 살아가고자 한다.

"선생님, 감사합니다."

진료실에서 이런 말을 듣게 되면 그날의 우울함과 피곤도 사라지며 힘이 난다. 그럴 때 나는 이렇게 이야기한다.

"저를 믿어 주시고 치료가 잘 된 것에 오히려 제가 더 감사해요."

감사하는 마음으로 오늘도 진료실에서 환자들을 만난다.

참고 문헌

Chapter.2 어떤 피부과를 가시나요?

피부과는 마음도 치료하는 곳

1. Samuels DV, Rosenthal R, Lin R, Chaudhari S, Natsuaki MN. Acne vulgaris and risk of depression and anxiety: A meta-analytic review. J Am Acad Dermatol. 2020 Aug;83(2):532-541.
2. Patel KR, Immaneni S, Singam V, Rastogi S, Silverberg JI. Association between atopic dermatitis, depression, and suicidal ideation: A systematic review and meta-analysis. J Am Acad Dermatol. 2019 Feb;80(2):402-410.

Chapter.3 피부병을 고쳐드립니다

만성 피부질환 (1) 아토피 피부염

1. 대한피부과학회 교과서편찬위원회. 피부과학. 제7판. McGraw-Hill, 2020: 156-165
2. 대한아토피피부염학회. 아토피피부염 소개: 증상 [인터넷]. 서울: 대한아토피피부염학회; [cited 2025 Mar 9]. Available from: https://atopy.re.kr/sub/atopy_tab5.php

만성 피부질환 (2) 건선

1. 대한피부과학회 교과서편찬위원회. 피부과학. 제7판. McGraw-Hill, 2020: 244-255
2. 대한건선학회. 효과적인 건선 관리 [인터넷]. 서울: 대한건선학회; [cited 2025 Mar 9]. Available from: http://kspder.or.kr/

effectivemanage

만성 피부질환 ⑶ 백반증

1. 대한피부과학회 교과서편찬위원회. 피부과학. 제7판. McGraw-Hill, 2020: 456-461
2. Kim DS, Ju HJ, Lee HN, Choi IH, Eun SH, Kim J, Bae JM. Skin seeding technique with 0.5-mm micropunch grafting for vitiligo irrespective of the epidermal-dermal orientation: Animal and clinical studies. J Dermatol. 2020 Jul;47(7):749-754.
3. Speeckaert R, Bulat V, Speeckaert MM, van Geel N. The impact of antioxidants on vitiligo and melasma: A scoping review and meta-analysis. Antioxidants (Basel). 2023 Dec 6;12(12):2082.

밤새 가려워서 한숨도 못 잤어요. 두드러기

1. 대한피부과학회 교과서편찬위원회. 피부과학. 제7판. McGraw-Hill, 2020: 230-242

많이 알려진 대상포진, 그 진실과 거짓

1. 대한피부과학회 교과서편찬위원회. 피부과학. 제7판. McGraw-Hill, 2020: 367-369

지긋지긋한 사마귀

1. 대한피부과학회 교과서편찬위원회. 피부과학. 제7판. McGraw-Hill, 2020: 371-374
2. Sterling JC. Fitzpatrick's dermatology in general medicine. 9th ed. New York: McGraw-Hill, 2019;3097-3100.

피부암, 점 모양이 이상한데 괜찮은가요?

1. 대한피부과학회 교과서편찬위원회. 피부과학. 제7판. McGraw-

Hill, 2020: 617-622, 640-645

주사피부염? 그게 뭐예요?

1. 대한피부과학회 교과서편찬위원회. 피부과학. 제7판. McGraw-Hill, 2020: 420-425

2. Steinhoff M, Buddenkotte J. Fitzpatrick's dermatology in general medicine. 9th ed. New York: McGraw-Hill, 2019;1419-1447.

3. Weiss E, Katta R. Diet and rosacea: the role of dietary change in the management of rosacea. Dermatol Pract Concept. 2017;7(4):31-37.

4. Yuan X, Huang X, Wang B, Huang YX, Zhang YY, Tang Y, Yang JY, Chen Q, Jian D, Xie HF, Shi W, Li J. Relationship between rosacea and dietary factors: A multicenter retrospective case-control survey. J Dermatol. 2019;46(3):219-225.

안드로겐성 탈모 치료의 전문가 피부과 의사

1. 대한피부과학회 교과서편찬위원회. 피부과학. 제7판. McGraw-Hill, 2020: 432-434

2. Choi GS. Hair characteristics and androgenic alopecia in Koreans. J Korean Med Assoc 2013;56(1):45-54.

3. Choi GS, Sim WY, Kang H, Huh CH, Lee YW, Shantakumar S, Ho YF, Oh EJ, Duh MS, Cheng WY, Bobbili P, Thompson-Leduc P, Ong G. Long-Term Effectiveness and Safety of Dutasteride versus Finasteride in Patients with Male Androgenic Alopecia in South Korea: A Multicentre Chart Review Study. Ann Dermatol. 2022;34(5):349-359.

4. Ramírez-Marín HA, Tosti A. Role of Oral Minoxidil in Patterned Hair Loss. Indian Dermatol Online J. 2022;13(6):729-733.

5. 이지수, 권오상. 여성형탈모증의 최근 약물치료. 대한피부과의사
회지 2024;27(1):8-12.

병원에서 만나는 탈모 질환

1. 대한피부과학회 교과서편찬위원회. 피부과학. 제7판. McGraw-
Hill, 2020: 435-436

Chapter.4 피부과, 무엇이든 물어보세요

좋은 피부란?

1. Goldie K, Kerscher M, Fabi SG, Hirano C, Landau M, Lim TS,
Woolery-Lloyd H, Mariwalla K, Park JY, Yutskovskaya Y.
Skin Quality - A Holistic 360° View: Consensus Results. Clin
Cosmet Investig Dermatol. 2021;14:643-654.

피부에 좋은 습관, 피부에 안 좋은 습관

1. 김홍석. 화장품상담학 전문가과정, 한국화장품상담전문가협회
(KCCSA), 2016
2. 함익병, 옥지윤. 피부에 헛돈 쓰지 마라, 2015

피부 노화를 늦추는 법

1. Franceschi C, Garagnani P, Parini P, Giuliani C, Santoro A.
Inflammaging: a new immune-metabolic viewpoint for age-
related diseases. Nat Rev Endocrinol. 2018;14(10):576-590.
2. 정희원. 느리게 나이 드는 습관, 한빛라이프, 2023

당신의 피부 타입은 무엇인가요?

1. 대한피부과학회 교과서편찬위원회. 피부과학. 제7판. McGraw-
Hill, 2020: 763-764
2. Baumann L. Fitzpatrick's dermatology in general medicine.
9th ed. New York: McGraw-Hill, 2019;3803-3817

3. Ahn SK, Jun M, Bak H, Park BD, Hong SP, Lee SH, et al. Baumann Skin Type in the Korean Female Population. Ann Dermatol. 2017 Aug 25;29(5):586-596.

4. Lee YB, Ahn SK, Ahn GY, Bak H, Hong SP, Go EJ, et al. Baumann Skin Type in the Korean Male Population. Ann Dermatol. 2019 Dec;31(6):621-630 .

여드름의 주요 원인과 치료법

1. 대한피부과학회 교과서편찬위원회. 피부과학. 제7판. McGraw-Hill, 2020: 412-417

2. Reynolds RV, Yeung H, Cheng CE. Guidelines of care for the management of acne vulgaris. J Am Acad Dermatol. 2024 May;90(5):1006.e1-1006.e30.

병원에서 받는 여드름 관리와 치료, 무엇이 다를까?

1. 대한피부과학회 교과서편찬위원회. 피부과학. 제7판. McGraw-Hill, 2020: 416-417

2. Reynolds RV, Yeung H, Cheng CE. Guidelines of care for the management of acne vulgaris. J Am Acad Dermatol. 2024 May;90(5):1006.e1-1006.e30.

3. 권혁훈. EBD를 이용한 여드름 치료. 대한피부과의사회지 2024;27(1):18-21.

눈 주위에 좁쌀같은 게 있어요 : 비립종, 한관종, 사마귀

1. 대한피부과학회 교과서편찬위원회. 피부과학. 제7판. McGraw-Hill, 2020: 372, 605, 630

쉽지 않은 기미 치료, 꾸준히 도전하기

1. 대한피부과학회 교과서편찬위원회. 피부과학. 제7판. McGraw-Hill, 2020:464-465

2. 함익병, 옥지윤. 피부에 헛돈 쓰지 마라, 2015:138-145

3. 강희영, 김명신, 박영운. 색소특집. 대한피부과의사회지 2024;24(2):15-26.

4. Kang HY, Lee JW, Papaccio F, Bellei B, Picardo M. Alterations of the pigmentation system in the aging process. Pigment Cell Melanoma Res. 2021 Jul;34(4):800-813.

자외선 차단제, 왜, 어떻게, 얼마나 발라야 하나?

1. 대한피부과학회 교과서편찬위원회. 피부과학. 제7판. McGraw-Hill, 2020: 116-122, 563

2. 김홍석. 화장품상담학 전문가과정, 한국화장품상담전문가협회 (KCCSA), 2016

3. 김홍석. 화장품상담학 일반과정, 한국화장품상담전문가협회 (KCCSA), 2017

스킨부스터? 리쥬란? 쥬베룩? 엑소좀? 콜라겐 주사?

1. 서석배, 원종현, 이재봉, 이준. 다양한 Injectable과 스킨부스터 특집. 대한피부과의사회지 2020;23(1):15-26.

2. 심현철, 이준, 전희대. 스킨부스터 특집. 대한피부과의사회지 2024;27(2):2-12.

레이저 제모, 어디까지 가능한가?

1. 고우석. Long pulse 레이저를 이용한 제모. 대한피부과의사회지 2025;28(1):39-44.

처지는 얼굴, 피부의 탄력 회복시켜 드립니다

1. 정찬우, 문혜영. 인상클리닉. 클라우드나인, 2020

2. 김병철, 박병철, 박수정, 정운경. 리프팅특집. 대한피부과의사회지 2023;26(3):6-21.

북큐레이션 • 건강과 행복, 경제적 자유를 추구하는 이들을 위한 책

《피부과 사용 설명서》와 함께 읽으면 좋은 책, 새로운 변화의 축이 되는 사람으로
당신의 브랜딩을 돕습니다.

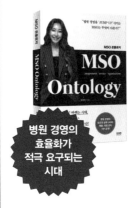

병원 경영의
효율화가
적극 요구되는
시대

MSO Ontology(온톨로지)

유하린 지음 | 18,000원

병원경영관리(MSO)의 본질(Ontology)을 새롭게 정의한다!
병원의 성장을 원한다면 새로운 시대의 병원경영관리에 주목하자.

언제나 그랬듯, 시대의 변화에 따라 요구되는 핵심가치를 충실하게 이행
하고 변화를 두려워하지 않는 자들은 늘 진화의 새로운 정점에 올라섰다.
정부의 의대 정원 증가 이슈로 의료계 전반에서 개인병원의 경쟁 구도가
더없이 치열해질 것으로 점쳐지는 현실에서, 새로운 시대가 요구하는 병
원경영관리의 본질을 정의하는 《MSO Ontology》의 의미는 더욱 절실하게
관심 독자들에게 다가갈 것으로 기대한다.

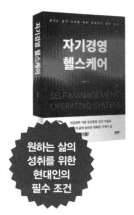

원하는 삶의
성취를 위한
현대인의
필수 조건

자기경영 헬스케어

정성훈 지음 | 23,000원

몸과 마음이 지친 현대인들을 위한 새로운 패러다임
삶에 대한 열정과 용기, 꿈을 불어넣는 〈자기경영 헬스케어〉

21세기 들어서 수많은 자기계발서가 쏟아져 나왔음에도 불구하고 현대인
들의 몸과 마음은 갈수록 지쳐가고 있다. 이러한 시점에서 현대인들에게
가장 시급한 것은 바로 지친 육체와 정신의 건강을 스스로 관리할 수 있는
역량을 갖추는 것이다. 아울러 새로운 패러다임의 삶에 대한 열정과 용기
그리고 꿈과 희망이 필요하다. 그것이 바로 소진된 육체와 정신의 에너지
를 스스로 충전하며, 심신통합 건강을 바탕으로 꿈과 목표를 실현하도록
돕는 〈자기경영 헬스케어〉가 필요한 시대적 이유이다. 그로 인해 스트레
스, 우울증, 무기력, 번아웃 증후군, 자살 등의 사회적 질환이 예방되고 극
복될 수 있다.

파워루틴핏

정세연 지음 | 19,500원

**파워루틴이 당신의 삶에
변화와 행복의 실행력을 불어넣을 것이다!**

행복해지고 싶고 이제는 좀 달라지고 싶지만 어디서부터 어떻게 시작해야 할지 모르겠다면, 파워 루틴핏으로 오늘이라는 계단을 올라보길 바란다. 한 번에 한 계단씩 천천히 행복하게 오를 수 있도록 파워 루틴 코치인 저자가 도와줄 것이다. 일상 속 사소하지만 중요한 고민들의 해답을 얻길 바라며, 이제 함께 파워 루틴핏을 시작해보자.

커리어 확장과 자아실현, 부의 루틴, 건강의 루틴을 통해 정체된 당신의 행동력에 생기를 불어넣고 성공적인 삶을 영위하고자 하는 독자에게 이 책의 일독을 권한다.

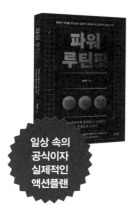

일상 속의
공식이자
실제적인
액션플랜

퍼스널 브랜딩 피부

남수현 지음 | 19,800원

**매력의 시대, 자신만의 퍼스널 브랜딩 피부에서 시작된다.
나를 바꾸는 또 하나의 무기, 《퍼스널 브랜딩 피부》**

이 책은 피부에 대한 이해와 올바른 관리 방법에 대한 정보를 제공하여 이러한 문제를 해결하고자 한다. 우리는 피부를 단순히 외모의 일부분으로만 보지 않고, 우리의 건강과 자아에 큰 영향을 미치는 중요한 요소로 인식해야 한다. 피부를 제대로 관리하고 건강하게 유지하는 것은 우리의 삶의 질을 향상하고, 자신감과 자존감을 높여줄 수 있는 중요한 요소이다.

피부에 대한 기본 구조와 각자의 피부에 맞는 적절한 관리 방법을 찾는 데 도움을 주어 피부와 관련된 다양한 문제에 대한 해결책을 제시하고, 누구나 실천만 한다면 건강하고 아름다운 피부를 가꾸는 방법을 터득할 것이다.

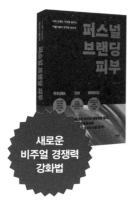

새로운
비주얼 경쟁력
강화법